更年期完全聖經

更年不是老化而是身體系統升級，
從前期到後期都能接住妳的身心照護指南

THE NEW MENOPAUSE

Navigating Your Path Through Hormonal Change
with Purpose, Power, and Facts

女性健康倡導先驅
Mary Claire Haver, MD
瑪莉・克萊爾・哈弗

吳文瑾 譯

高寶書版集團

獻給我的孩子凱瑟琳與瑪德琳・哈弗，
祝福你們的更年期過渡期，
可以為你們帶來生命中最有活力、最有生產力、
最健康又美好的人生第三齡。

致我的父母與學生，你們每天都帶給我滿滿鼓勵，
讓我努力成為最好的更年期醫師與教育人員。

給讀者的信　　　　　　　　　　　　　　　　　　006

Part 1
更年期那些醫療故事

第一章　這不是胡思亂想　　　　　　　　　　　　012

第二章　停經療法的複雜過往與混亂本質　　　　　028

第三章　巨大轉變發生　　　　　　　　　　　　　038

第四章　同心協力帶來改變　　　　　　　　　　　052

Part 2
深入瞭解更年期，或你的醫師忘記說明的所有資訊

第五章　生殖變化三階段：圍停經期、更年期與停經後時期　064

第六章　更年期時，你的身體怎麼了？　　　　　　084

第七章　關於賀爾蒙療法的必備知識　　　　　　　111

第八章　為預約看診做準備　　　　　　　　　　　147

CONTENTS

Part3
症狀和解決方案

| 第九章 | 對更年期健康有益的日常行為 | 170 |
| 第十章 | 更年期工具箱：以症狀為主的資源專區 | 184 |

實用的更年期資源	313
附錄 A：使用更年期賀爾蒙療法的更新聲明與統計	314
附錄 B：更年期症狀評分表	317
附錄 C：熱潮紅日誌、症狀記錄	321
致謝	322

給讀者的信

親愛的讀者：

身為認證婦產科醫師，我將人生的無數時間都投注在醫院、自己的診所、分娩中心以及手術室。我曾在這些場所聽到產婦痛苦哀嚎、新生兒嚎啕大哭，更從中瞭解干擾症狀的詳細狀況，這些症狀都是源自女性複雜精妙的生殖系統。我苦讀多年，度過艱辛的住院醫師時期，在診所的實務方面也投注了 20 年心血；有鑑於此，我對於這個系統的瞭解足以讓我專注支持女性健康，也提升人們對此議題的重視。我對這個專業全心奉獻，也有能力傾聽病患所需，這讓我十分引以為傲。

但直到我開始活躍於社交媒體，才發現早已有一大群女性在上面大吐苦水，卻沒有人傾聽她們的心聲，而她們非常需要幫助。這些女性正處於更年期或停經的階段，覺得無助，更受一系列令人不適的症狀所苦。她們通常無法獲得來自伴侶或朋友的協助；更糟的是，醫師或其他醫療人員也都不把這些症狀放在眼裡，讓這些女性在沮喪與絕望中孤立無援。

我必須承認，有段時間我也沒有把她們的心聲放在心上。但輪到

我自己進入停經階段時，我完全懂了。不單只是出於同理，而是親自體會這個經驗：我的生活完全被各種症狀打亂，包含那些全身盜汗的無眠夜晚、令人煩躁又不健康的體重增加、讓人十分沮喪的腦霧症狀、嚴重掉髮，以及乾燥不已的膚況。

為了避孕並控制多囊性卵巢綜合症的症狀，我曾服用口服避孕藥，這似乎讓我在 30 幾歲至 40 出頭時，免受更年期的症狀所苦。在快要 48 歲時，我和醫師討論決定停藥，看看我的賀爾蒙狀態如何，並瞭解到我的更年期即將來臨。與此同時，我親愛的兄長鮑伯生了重病，在他生命的尾聲，我急著照顧他，卻忽略了自身的健康。我因為鮑伯離開人世而感到心痛欲絕，因而將大多數的身心狀況（尤其是腹部贅肉和睡眠不足）歸咎於我太過悲痛。

我努力想要以堅強又有力量的狀態度過這段時期，但連續數夜的睡眠障礙影響了我的心理狀態。我試著服用褪黑激素、嘗試冥想，也努力培養良好睡眠習慣，但是完全沒用。睡眠不足讓我昏昏沉沉，白天覺得疲憊不堪，讓我更無法有精力去運動健身，也更容易想吃不健康的食物。這簡直是昏睡和不健康的惡性循環！最後我決定開始採用賀爾蒙療法，當時覺得這麼做就是想要放棄，但現在我已經瞭解那些原因十分常見（某方面也是受到誤會）。

我很幸運，因為我有能力可以自我診斷和治療。我也很慶幸自己能閱讀相關研究和醫療內容，幫助我更全面性地瞭解自身健康。這包含營養策略、運動，以及減少壓力的技巧。幸好這種混合的方式奏效

了，我開始覺得好多了。在生活開始回到正軌後，我相信我所說的並不是在誇大賀爾蒙療法帶來的極大緩和效果。

不久後，我決定分享我創立的「加爾維斯敦快速代謝飲食法」計畫的多個面向，其中包含更年期健康資訊。這個計畫在我位於德州加爾維斯敦的診所中首次登場，然後也在我同名的書中詳細介紹。我開始在社群媒體上更深入聊到停經相關話題，之後各頻道的粉絲成長至超過三百五十萬人。

要說我們獲得的回應數量非常多嗎？這種說法可能低估了這盛況。這個計畫以實際且能夠達成的方式，清楚說明並能因應許多人的需求，藉由調整生活習慣與營養來改善更年期與停經的狀況。這個計畫本身與其所幫助到的人數讓我十分引以為傲，而這項計畫也會持續提供協助。

即便如此，仍有許多女性需要接觸、需要我們伸出援手。事實上，踏入更年期的女性人數不能只用「多」來形容，其實應該是「巨大」：2030 年前，預計全世界進入更年期與停經階段的女性人數，會增加至十二億人，每年新增四千七百萬人。如果我們能夠讓這群人團結一心，持續改善女性在更年期階段所獲得的照護標準，你能否想像這個力量該有多麼強大？我們無法避免更年期，但可以避免痛苦。當然，即便我們已經在推動改變，仍需要導正方向。讓所有人都瞭解狀況並朝正確方向邁進，需要花費很長一段時間。但僅是閱讀本書，就已經是很好的開始了；你能夠取得足夠資訊以及經過證實的策略，這能幫

助你改善生活品質，也能活得更長壽。

因此我能這麼說：我聽見你的心聲了，我也看見你的需要了。本書是為你、以及你身邊的人而寫（包含伴侶、家人、同事，以及任何支持你的人），這些人希望能深入瞭解更年期的過度過程，以及生殖功能結束後的生活會變成何種樣貌。我希望本書能教育女性，並為女性賦權，讓她們可以好好愛護自己，也能在他人面臨這些改變時更深入地提供照護

光是一本書，可能無法取代醫師的親自問診，但其中的內容讓你有機會先瞭解在圍停經期（即停經前）、更年期以及停經後等個階段可能面臨的狀況，以及在這些階段中，你該如何讓自己過得更好。很多人可能會質疑，停經是很自然的過程，就讓它自然而然地發生，讓身體自行運作就好。我會回答：是的，沒錯，這個過程很自然，但這不代表過程中不會造成任何傷害。

這話是什麼意思？

你的身體自然減少雌激素分泌後（這也是「狀態開始改變」的一大特徵），開始面臨嚴重病況的風險便開始提高（包含糖尿病、失智、阿茲海默症、骨質疏鬆症，以及心血管疾病）。你可能會選擇不要改變生活型態，也可能不想調整自己的賀爾蒙狀態來因應這些嚴重症狀的風險，但我堅信，你必須完全瞭解這些風險的相關資訊，以及如何治療的所有選項。簡而言之，更年期和停經會大大影響你的健康狀況，因此你必須能夠做出深思熟慮後的決定來因應未來發展。本書

會將決定權交到你手中,而非其他人。

你會在書中讀到我許多患者和社群媒體粉絲的實例。這些案例不會如你預期那般發展,而是會傳遞更多更年期的症狀會出現的方式,有時甚至會讓你感到吃驚。我分享這些案例的目的,是希望能透過其他人的見證,讓你瞭解什麼樣的狀況可能會發生在你身上,也想要印證你的經驗是真實存在的。

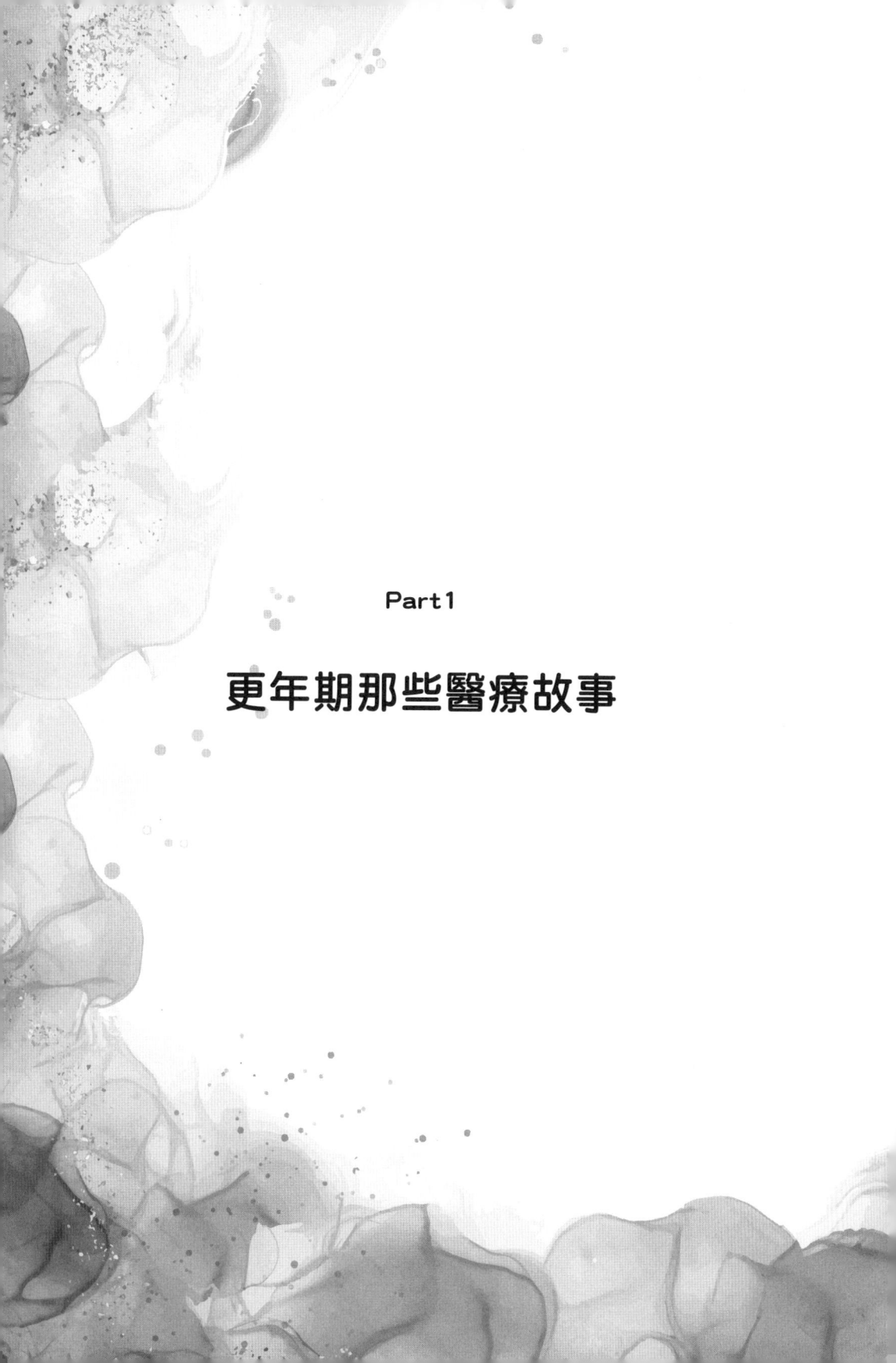

Part 1

更年期那些醫療故事

第一章
這不是胡思亂想

「我們瞭解自己的身體狀況,知道跟之前相比有點不同。」

「我現在47歲,婦產科醫師告訴我,沒有更年期這種事,還問我有沒有去看精神科醫師。」

「我之前的醫師告訴我,女性都把停經當作變胖的藉口,但這其實是假的。」

「別人都說我在胡思亂想。」

「歡迎蒞臨你的新生活。」

「沒被認真看待讓我好沮喪。」

「諮詢了我的婦產科醫師關於更年期、情緒波動和性慾改變的問題。她不理我,還說我太年輕,根本還沒到停經的階段。」

「偏頭痛是新症狀。雖然只發生過幾次,但卻讓我的狀態很差。醫師建議我服用泰利諾止痛藥並躺下休息。但我更想要解決病因,而不是只應付症狀。」

「醫師說如果我沒有熱潮紅的症狀,就不是更年期。」

「我看了一名婦產科醫師和三位心臟科醫師,才找到相信我的說

詞並具備足夠知識,能夠瞭解這些症狀跟賀爾蒙變化有關的人。」

「我做了全面的血液檢查和甲狀腺檢查。所有測試結果都正常,因此我的不適症狀就沒辦法解決。」

「還在受苦中。」

在我的社群媒體和一篇與女性停經症狀經驗談的相關研究中,這些只是我所分享留言的一小部分摘錄。該研究於 2023 年在《女性健康期刊》(The Journal of Women's Health)發表,目的是調查患者認為自己從醫療人員方面獲得了何種支持,以及改善這些支持的方式。絕大多數的回應顯示,患者獲得的醫療照護品質不佳且支持薄弱。許多患者覺得自己被忽略、沒有獲得任何幫助,甚至無法得到足夠資訊來瞭解症狀成因。我在社群媒體上針對婦科患者進行了一場非正式「調查」,她們所展現的情緒也十分雷同。分享內容包含:「我的醫師說他不相信更年期。」和「他們說這很自然,只是變老的一個過程,克服吧。」也闡述了自己正面臨「歡迎來到你的新生活」這樣的態度。

令人難過的是,這些經歷不是偶然,反而十分常見。裡面有太多問題,我甚至不知道要從哪裡開始談起。但首先我想聊的是,如果不斷否認醫療照護和引導的重要,之後面臨的醫療後果會十分嚴重。若身處更年期或停經的女性未能獲得良好照護,這甚至會關乎生死。事

實的真相就是如此。

事情是這樣的：你的症狀中，其中有很多（包含知名的熱潮紅和比較冷門的五十肩）都是由雌激素下降直接引起的。最近的新興研究讓我自己、我的患者與同事都十分吃驚。這些研究開始探討更年期雌激素下降，與慢性咳嗽、耳鳴、和良性陣發型姿勢性眩暈（又稱耳石症）等症狀之間有何關聯。許多女性認為這些症狀是「變老」的必經過程，但同時她們也拚命想要獲得他人信任與幫助，並能在本來應該要強大而出色的人生階段中發光發熱。

雌激素不僅是對生殖能力至關重要的「美貌賀爾蒙」，同時也負責許多其他的面向。身體的每個器官系統中，幾乎都有雌激素受體細胞，隨著雌激素的下降，這些細胞會逐漸喪失維持其他器官健康狀態的能力，包含心臟、認知功能、骨骼密度和血糖恆定。

此外還有很多問題，但光就這些器官而言，就已經能發現一些常列於女性十大死亡原因的疾病：如心臟病、中風、阿茲海默症和第二型糖尿病。雖然骨質疏鬆並未在名單上出現，但仍須小心注意，因為每兩位女性中，就有一位會因骨質疏鬆而骨折。髖部骨折的患者在骨折後的一年內，死亡率會增加15%至20%。上述這一切表明，雌激素對於健康的保護作用既廣泛又重要，因此在更年期的期間，雌激素降低是應該認真看待的重要問題。

接下來我會詳細說明，在這重要階段該如何優先照顧好自己。但

在討論策略前,我想暫時跳出這個問題,先建立一些基本知識,瞭解賀爾蒙的變化方式,以及為何這些症狀和其帶來的痛苦不適,長期以來都並未受到關注。

雌激素替代療法與老化

如果你想採用賀爾蒙療法,這種治療方式可能會為你延長壽命。一份在《更年期》期刊發表的研究報告指出,50 歲開始接受雌激素療法的女性,預期可以比沒有接受療法的女性多活兩年,若每年持續接受此療法,則會讓任何死亡風險下降 20% 至 50%。

症狀很多,支持卻很少

如果你已經聽過這個故事,可以打斷我:有位患者走進酒吧……或故事其實是這樣的……那位患者先走進診間,然後醫師又再一次重申,她經歷數月甚至數年的症狀都很正常,是衰老造成的、是情緒變化的表現,只要忍耐一下就好,或最讓人不舒服的是:「這都是你在胡思亂想」,因此她才走進酒吧(難怪女性酗酒率上升,雖然這個趨勢不太健康)。

現實狀況一點都不有趣,因為你可能不僅聽過這些言論,甚至親

身經歷過。問題在於：為什麼？為什麼你去看醫生，尋求幫助，描述自身症狀，但卻在沒有接受任何診斷的情況下離開診間，感覺自己被忽略，甚至沒有任何希望可以緩解不適？

在醫療照護方面，讓我們從接受照護服務的角度來探討這個問題。也就是說，如果所謂「理想的患者體驗」是存在的，那是什麼阻礙了我們擁有這種體驗？為何患者在離開診間時，並不覺得自己獲得支持與賦權，也無法擁有治療選擇權？讓我們來看看背後原因。

◎ 缺乏意識

對於身處更年期過渡階段，或已停經的女性而言，無法獲得適當治療的一個重要原因，就是對自身病因的理解不足，也就是不瞭解潛在疾病或問題會如何透過症狀表現出來。賀爾蒙的變化可能會導致多種症狀，而每位患者的表現方式都不同，這讓辨識、診斷和治療變得困難重重。

醫師和患者都該瞭解有哪些潛在症狀，因為這些症狀不僅是熱潮紅、夜間盜汗、骨質密度下降以及泌尿生殖系統相關症狀等那麼簡單。以下是可能與更年期或圍停經期有關的多項症狀（請參見第184頁更年期工具箱，瞭解控制症狀的策略）。

- 胃食道逆流（GERD）
- 粉刺
- 酒精耐受度改變
- 焦慮
- 關節疼痛
- 關節炎
- 氣喘
- 自體免疫疾病
  （才剛出現或惡化）
- 脹氣
- 體型變化／腹部脂肪
- 體臭
- 腦霧
- 乳房脹痛
- 脆甲症
- 口腔／舌頭燒灼感
- 慢性疲勞症候群
- 皮膚蟻走感
- 性慾降低
- 牙齒問題
- 憂鬱
- 精神無法集中
- 暈眩
- 眼睛乾癢
- 口乾
- 皮膚乾
- 濕疹
- 電擊感
- 疲勞
- 纖維肌痛症候群
- 五十肩
- 生殖泌尿道症候群
- 頭痛
- 心悸
- 高膽固醇／
  三酸甘油脂過高
- 熱潮紅
- 尿失禁
- 胰島素阻抗
- 腸躁症
- 易怒
- 耳朵癢

- 皮膚癢
- 腎結石
- 記憶問題
- 月經週期變化
- 心理健康障礙
- 偏頭痛
- 情緒變化
- 肌肉疼痛
- 夜間盜汗
- 非酒精性脂肪肝病
- 骨質疏鬆
- 性交疼痛
- 肌少症（肌肉減少）
- 睡眠呼吸中止症
- 睡眠障礙
- 毛髮稀疏（頭部）
- 皮膚變薄
- 四肢刺痛
- 耳鳴
- 顳顎關節炎（TMD）
- 多毛（鬍鬚）
- 泌尿道感染
- 陰道乾燥
- 眩暈
- 體重增加
- 皺紋

光是閱讀這份清單，就能得知賀爾蒙變化的影響有多麼深遠，也能瞭解為何患者幾乎需要跑各科別求診，僅僅是因為目前尚未識別出某症狀是由於雌激素減少所造成。這也是為何停經症狀可能會被誤認為其他疾病的症狀而造成誤診，或者為什麼相似症狀會有超過一種成因（如甲狀腺機能低下症與更年期等）。

◎ 症狀不一致

醫療專家很愛讓事情維持一致，但更年期卻不按牌理出牌，出現的症狀都十分「有個性」。雖然內分泌的變化以個體而言相對類似，但出現的症狀卻不同且多元。並非所有女性都會經歷我列出的所有症狀，但大多數女性會遇到其中一部分。而每人出現的症狀也有所不同。停經症狀從更年期初期就會開始，可能會持續數十年。有時可能會在更年期初期同時被多種症狀轟炸，在停經後慢慢緩和，有時也可能遇到截然相反的狀況。

在醫療界有種說法：「如果它看起來像鴨子、叫聲像鴨子，那麼它可能就是隻鴨子。」那麼，更年期又是哪種鴨子呢？這會根據日期、當日的時間、出現的證據，還有其他種種因素而定。停經症狀在你身體顯現的方式會根據基因，以及飲食、運動、是否抽菸和生育史等的生活型態而定；也會受一些因素影響，包含體重、BMI、氣候、社經地位，甚至是對於更年期的文化信仰與態度。

◎ 沒有標準化的診斷準則或檢查

更年期的醫學定義是：已經連續 12 個月沒有月經。但這代表，要等到沒有月經的這一年過完之後，你才能知道自己已經停經了。在那之前，你的生理期會更加不穩定（或有時量更多、來訪得更頻繁），這時你正處在一個懸而未決的狀態，知道狀態改變了，但卻又不確定這個過渡期要持續多久。而這就是更年期的階段，但根據定義，這無

法預測。我想將這段期間比喻為「混亂時期」。更年期目前沒有獲得普遍接受的定義或特定的診斷準則；就目前而言，也沒有一套血液檢查能讓醫師知道你目前所處的階段。症狀各式各樣，代表更年期沒有特定且明確的診斷方式。

也沒有一套適合更年期女性的常規檢查。就醫療方面而言，在症狀發生前，醫師會透過健康檢查來檢測常見症狀或疾病是否出現，因此可以採取預防策略和其他動作來解決問題。我們的檢查包含血壓、特定的癌症種類（如子宮頸癌、乳癌與攝護腺癌）、骨質疏鬆症，以及憂鬱症等等。這些檢查通常都會使用某種工具或醫療科技；但就某些狀況而言，比如憂鬱症，就會請患者填寫問卷來完成檢查。

但是卻沒有一套標準檢查可以檢測出更年期的發生，部分原因是因為沒有更年期症狀的解藥或預防措施；更年期是無法避免的。然而我們知道，由於雌激素和其他性賀爾蒙的分泌不斷減少，有許多症狀或疾病從進入更年期時就開始出現，到了停經後期時也持續發生。適度檢查不僅可以減緩症狀與消彌混亂狀況，也可以知道該實施何種目標預防措施，讓健康與壽命得以延長。

◎ 性別偏見與刻板印象

更年期的確只會影響擁有女性生殖器官的人，但是大家卻常帶著莫名歧視感，認為這是「女人的問題」，而醫師或文化風氣也對此毫不在乎。因此，人們會將非常真實且可能改變健康狀況的症狀，視為

情緒與心理問題或認定為情緒波動，都是患者必須忍受或想辦法撐過的。不妙的是，這並非新趨勢，而是已經發生了上千年。

我們現在知道女性可能正遭受停經症狀所苦，但在希臘神話中，人們卻將這些狀態描述為「子宮的哀傷」，意思是因子宮造成的一種瘋狂狀態。後來古希臘醫師希波克拉底發明了「歇斯底里」（hysteria）一詞，意指同樣源於子宮的一種疾病，他認為子宮會在身體中到處遊蕩，釋放有毒的物質，因此造成如顫抖與焦慮等症狀。我真希望上述內容都是我編出來的。（如果你想深入瞭解女性健康的歷史，可以閱讀埃莉諾・克萊格霍恩所著的《不健康的女人》這本精彩好書。）

即便希波克拉底醫師的執業時間是在兩千五百年前，他的理論仍深深影響著現今醫療人員的想法與診斷方式。傳統觀念裡，認為女性的健康問題基本上都是源自情緒或心理狀態，這種觀念歷久不衰，甚至造成了現今所謂的「性別疼痛差異」。這個詞彙恰恰顯示出了混亂的現實：女性比男性遭受到更嚴重的慢性疼痛與慢性症狀時，她們感受到的疼痛往往會被低估，也無法得到妥善治療。如果是女性，又是有色人種，隱形的程度就更嚴重，受到的疼痛甚至更不可能受到完善治療。

這個差異不僅是理論而已，已經有其確實存在的證明。根據研究，若在急診室中，女性和男性正遭受同等嚴重的痛苦，但女性平均而言會需要多等待 16 分鐘，才能得到緩解疼痛的治療（如果你曾遭受過極度痛苦，就會知道 16 分鐘的長度就跟一輩子沒兩樣）。醫師

通常都開立鎮定劑或抗憂鬱藥物給女性患者，而非止痛藥。相較於男性患者，女性患者的候診時間通常更久，看診時間也較短。

我很討厭這麼說，但這些統計數據一點都沒有讓我吃驚。這是因為我曾親自見過這種糟糕的看診方式，而在我醫學生涯的早期階段也做過同樣的事，這讓我內疚不已。

我就讀醫學院之後，在九〇年代成為新手醫師。當時我有注意到某一類患者的狀況，就先簡稱他們為「WW」。WW來看診時，通常都會描述自己的一系列症狀，包含：體重增加、腦霧、易怒、關節痛、性慾下降、睡眠品質不佳與疲勞感。同事就會說：「3號檢查室有位WW患者，加油，祝好運。」我其實很不想這麼寫，但這代表我們即將面對一位「滿腹牢騷的女人」。我們現在明明就在採用現代醫學，但卻像古代醫師一樣，將合理的症狀和情緒化混為一談。

我和我同事當時都知道，這些患者很有可能進入了停經的過渡期。但在給予指導、管理和治療更年期方面，我們幾乎沒有受到任何正確的指導或教育。

此外，我們也學到，由於對生活狀況和壓力的不滿，女性患者常常會抱怨自身症狀，甚至將心理問題轉為生理症狀。「一切都是她在胡思亂想。」這個醫學口號在當時十分常見。如果確認該患者正處於更年期階段（但也是要在她連續12個月沒有月經後才能確認這點），我們可能會提供更年期賀爾蒙療法（MHT），然後就再也不過問患者的狀況（這是在2002年公佈婦女健康促進計劃WHI之前採用的

方式)。如果她才剛進入更年期階段,好,那麼我們什麼都不會提供,會堅持要她等到一整年都沒有月經後,才會開始提供治療。

更年期症狀普遍缺乏認知與診斷的狀況,導致女性得承受不必要的痛苦。在親身受到這些症狀所苦之前,我完全沒有意識到這一點。我的身體疼痛不堪、經歷了許多全身是汗的無眠夜晚、髮量稀疏、體重增加,認知能力也變得遲鈍。這些症狀嚴重干擾了我的生活品質,動搖我對專業能力的信心,也讓我察覺自己沒有好好照顧進入更年期的自己。

我發現自己會有這些情緒,是由於賀爾蒙失調與下降所造成的之後,就想起了那些遭遇與我相同的患者,他們向醫療人員尋求協助,卻沒有得到所需的支持與協助。我感到內疚又抱歉,因為自己當時也是造成這個狀況的一份子。

好消息是,針對更年期患者的醫療照護正在進步,但除非我們承認性別偏見帶來的巨大鴻溝並積極採取行動來打破偏見,這個進步的幅度仍會十分有限。事實上,如果持續不承認偏見的存在,更年期女性患者只會繼續遭到無視,而這些女性踏入診間或醫院希望能獲得協助,但離開時卻只拿到一本小冊子或抗憂鬱藥物,感受比看診前更糟的這種經驗就會變得毫無效果。

◎ 醫學院與實習期間的訓練不足

根據剛才讀到的內容,對於進入更年期或停經後女性所面臨的照

護不足和持續誤診的狀況,你可能會認為醫師們是罪魁禍首。是的,對於那些不斷否認患者症狀屬實或嚴重性的醫師,的確可以把一些帳算在他們頭上。然而,僅僅把責任歸咎在醫師身上,就是見樹不見林了。這其實背後有更大的問題,特別是與醫學生在學校學到的內容,以及執業醫師需要受到哪些教育才能保有執照有關。如果不推展更完善的教育,我們永遠沒辦法以更圓滿的方式來管理更年期的狀況。

以下說明教育為何如此重要:那隻鴨子。應該記得剛才有提到那隻鴨子,對吧?醫師偏好的診斷過程就像這樣:首先是分析症狀;這些症狀與 X、Y 或 Z 的診斷內容一致。接下來,患者的檢查結果排除了 X 和 Y 診斷,就可得知問題一定是 Z。接著就得到了你的鴨子:Z(我並非不在乎患者的看診經驗。為了便於說明,我只是想試著簡化這段冗長又密集的過程)。

得到診斷結果有時就是那麼簡單,但並非總是如此,過程也並非那麼隨意。醫師必須運用智慧,利用多年所學將症狀與可能的成因結合在一起,也必須遵循標準的醫療實踐方式來確認結果,因為這就是醫師所學到的。

醫學院和住院實習階段所教育的十分有限,只談到賀爾蒙變化最常見的症狀。我在醫學院學到關於產科、一般婦科、青少年婦科、婦科腫瘤科與手術等知識都是既高等又十分重要,但更年期相關的知識卻被劃分到「其他」的區域,學習過程中只獲得極少的時間與注意力。舉例來說,在住院實習期間,我學到的更年期症狀僅包含熱潮紅、體

重增加、情緒波動、泌尿生殖系統的症狀，以及睡眠障礙。僅此而已！

藉由實際經歷以及親身投入數百小時的研究（這並非董事會的要求，也不是維持醫療執照的必備條件），我終於瞭解到，內分泌老化的狀況比那常見的五個症狀還要來得複雜得多。我是位婦產科醫師，我的專業領域是卵巢方面的治療。卵巢是一對橢圓形的小小腺體，會分泌雌激素、黃體素與睪固酮，這些賀爾蒙對於經期、生育能力與懷孕而言至關重要。然而我所受到的教育，並沒有讓我更瞭解賀爾蒙分泌的減少是無可避免的自然現象，我也沒有學到心血管疾病、神經退化性疾病、特定類別的癌症與生活品質惡化與這種現象息息相關。我覺得不該是這樣。

我從 26 年前開始接受婦產科相關訓練，但可惜的是，現今的婦產科住院醫師在更年期醫學方面受到的教育，似乎不比我當年進步。有篇約翰霍普金斯大學於 2013 年進行的研究顯示，約八成的住院醫師對於討論或治療更年期症狀感到「不太舒服」。本篇研究也發現，僅有兩成的婦產科住院實習提供更年期相關訓練。

另一篇稍晚發表於《梅奧診所學報》（*Mayo Clinic Proceedings*）的研究中，也顯示了從婦產科、家庭和內科住院醫師處收集到的相似資訊。此研究的受試者缺乏處理更年期的信心和能力，同時承認自己需要、也希望能接受額外教育：將近 94% 的受試者表示，參與處理更年期的訓練很重要或非常重要。

看到這些數據後，大多數醫師不知如何談論、診斷更年期或給予

適當治療就沒那麼令人驚訝。這些醫師就只是沒有受到相關訓練。這是事實，即便有三分之一的美國女性目前正經歷更年期，而如果夠長壽，就會有 51% 女性人口會面臨這個改變生活模式的大事件。

如果其他醫師或醫學院的行政人員正在閱讀本書，請容我詳細說明我的觀點和立場：整體醫界必須以應有的尊重態度來看待更年期，這代表需要優先投資相關課程，教導現今積極進取的醫師如何辨認並治療更年期。就目前而言，執業醫師需要積極主動參與更年期協會（Menopause Society，前身為北美更年期協會 North American Menopause Society）等組織的培訓，其中持續提供中年醫學的教育課程和認證。熟知更年期狀況的醫療人員也應挺身而出，為需要且希望能獲得指導的臨床醫師提供協助。患者應獲得品質更佳的照護，也就是能夠辨識與確認症狀、並能針對賀爾蒙減少與其相應的症狀提供有效治療。

◎ 對老化的定義不明確

女性進入更年期後無法受到適當照護的一個隱含原因，與醫療機構如何定義老化有關，其定義是以實際年齡為準，而非考慮到患者的內分泌年齡：卵巢的老化速度是其他身體器官的兩倍。

就如同歲數的增加無法回頭，內分泌的老化也無可避免，但與自然老化不同的是，我們可以採用醫療介入的方式來恢復賀爾蒙，並減緩賀爾蒙減少所帶來的副作用。主要的介入方式稱為賀爾蒙替代療法

（HRT），也稱作賀爾蒙療法（HT）或更年期賀爾蒙療法（MHT）。我習慣使用 MHT 這個用法。同種療法有不同名稱，而該療法的目標十分簡單：替代或補充身體無法再自然生成的賀爾蒙，藉此確保這些賀爾蒙所啟動或推動的身體機能得以持續運作。這個概念就像是告訴身體：「心臟細胞、神經元、膀胱細胞和關節，請繼續運作。」

我知道談到賀爾蒙替代療法可能會激起很多情緒，包括恐懼。我完全可以理解：MHT 有一段可以說是麻煩連連的歷史，也不是所有人都適合採用這個方式。但我在本書中會提到的，是你可能無法從醫師那裡得到的資訊，也是值得瞭解的內容：關於賀爾蒙替代療法這一主題的全面討論。你值得瞭解，讓很多人對 MHT 避之唯恐不及的那項研究背後的真相為何，以及新興科學表明 MHT 對於預防雌激素下降所造成的慢性疾病既安全且有效。並非所有人都會選擇賀爾蒙療法，但大家都值得參與這段有教育意義的對話。我們會在第七章展開討論。

當然也有其他策略，在更年期過渡期與停經後階段支持你的身心靈狀況。我很期待可以分享這些資訊，也很榮幸獲得信任，可以讓我帶著你得到更佳感受，並盡量維持這種感覺。希望你能從我的所學與仍在探索的最佳策略和方法中獲益。藉由意識與教育的提升並採取行動，我們都能成為清除前方障礙的一份子，進而改善更年期照護的品質。改變就從此時此刻開始！

第二章
停經療法的複雜過往與混亂本質

我在 2022 年 10 月，56 歲時正式踏入更年期。在此前一年，我經歷了十分嚴重的關節痛，雖然當時體重正常，大致上也很健康，遵循健康的抗發炎飲食習慣，一週也運動好幾次。我的家庭醫師做了能做的所有檢查，包含發炎和類風濕關節炎的檢查（所有結果都正常）。我有生以來第一次膽固醇過高，但醫師只叫我「繼續保持」本來就已經很健康的飲食方式。我去找另一位骨科醫師治療關節痛的問題，他只說「你運氣比較不好」。兩位醫師都沒有把我關節痛或膽固醇過高的症狀，跟更年期缺乏雌激素聯想在一起。

—— 貝芙莉 W.

如果要談到生物學的精妙絕倫之處，沒有什麼能和女性的生殖系統相比擬。這個系統的組成十分可靠：陰道、子宮頸、卵巢以及輸卵管；此外還有一些同等重要的輔助角色，不但促使月經來潮、讓人類

從胚胎成長至新生寶寶，也作為上述器官的代表，贈與人類生理快感這等大禮。即便已成為婦產科醫師達 25 年，我仍對於這套生殖系統的精妙複雜、自然奧妙以及超人般的力量和韌性感到驚嘆不已。

舉例來說：子宮是小型且中空的器官，由層層肌肉包覆，在懷孕期間會膨脹至原本體積的五百倍。而卵巢是兩個杏仁大小的腺體，在出生時即含有一至兩百萬個卵子或卵細胞，其中包含所有獨特的遺傳物質。

卵巢會分泌賀爾蒙，可以調節月經週期並維持生育能力，也是分泌雌激素的主要器官。我們的生理機能很大部分都得歸功於雌激素；這種賀爾蒙與我們的生殖道息息相關，對於乳房、皮膚、毛髮、心血管與大腦的健康都至關重要。雌激素在人的一生中不斷波動，每次都會隨著經期上升或下降，在孕期飆升；而對於健康的女性而言，雌激素在青春期後，受到身體機能自然抑制或減少的狀況只有兩次：產後和更年期。

這些例子明確說明了雌激素降低的不同原因：首先是哺乳所需，接著是由於醫學上所謂的卵巢衰竭（我知道這聽起來有點刺耳，但這是對於卵巢如何影響賀爾蒙分泌狀況的準確描述）。然而，這些狀況會造成非常相似的新陳代謝變化。是的，正在哺乳的媽媽和更年期女性都能體會到無眠夜晚、熱潮紅、陰道乾燥、焦慮和腦霧所帶來的感受。

我們知道這些變化會在哺乳期間發生，因為媽媽需要優先照料另

一個小生命。哺乳中的母親需要常常醒來餵母奶，也需要散發足夠的熱量來溫暖小嬰兒，也得時時保持注意。但雌激素也會在生育後階段（即更年期）減少，上述症狀也都會出現，這又有何意義？有些理論可以說明這一點（請見第 31 頁），但對於人生的這段過渡期，我有自己的理解。我認為，應該把這些症狀視為徵兆，代表有人需要獲得精心照料。那個人就是你。你需要獲得關心、獲得愛、獲得支持，你應該要覺得自己已經踏入了一個特別的狀態，極度需要好好照顧自己。

但有個問題：沒有任何定義可以明確說明，這個極度需要關心的階段需要的支持與照護究竟是什麼樣子。如果你正好是患者，會發現醫師建議或開立的處方（如果有的話）完全不一致。部分原因是因為圍停經期、更年期與停經後患者的需求沒有獲得優先照顧，在社會上沒有，醫院也不在乎，而女性在研究時的優先順序與資金方面，獲得的資源長期以來都較少。

針對更年期的治療方式也十分不一致，因為我們對管理更年期症狀並減少可能風險的理解仍有很大變動，也還沒建立一套可信賴的基礎方式來因應此問題。即便答案就在那裡，或者問題本身就是答案：就是雌激素！

我們必須先停下腳步，回顧以前如何看待雌激素與其對停經的影響，以及與兩者有關的醫療知識如何演變。過去的經驗可以讓我們瞭解該如何改進，也可以打造更完善的未來，向那些即將面臨症狀與健

康風險的患者伸出援手,他們會問:我該怎麼做?

更年期之謎的歷史

更年期一詞於 1821 年由法國醫師查爾斯・皮耶爾・路易斯・德・加丹納（Charles-Pierre-Louis de Gardanne）引入。這個詞彙結合了「meno」,意為「月」,與月亮有關;「pause」則是停止之意。兩個意思,代表月經週期的結束。

在明確定義「更年期」前,這個現象長期以來一直令人困惑。古希臘和羅馬的醫師認為,每個月透過月經排血是一種排毒過程,當更年期來臨,月經停止後,無法排出的這些毒素會導致女性變得瘋狂。隨著時間推移,治療這種所謂「更年期瘋狂狀態」的方法十分多元,荒誕不經又不人道,例如用水蛭吸出毒素,甚至將女性送進精神病院關起來。

停經後的漫長人生

讓演化生物學家百思不得其解的謎題現今女性平均壽命為 79 歲,而更年期的平均年齡為 51 歲。這代表現代女性在無法生育後,還可以再多活至少 30 年。我們是少數幾種如此長壽的物種之一。這就像中了長壽物種的大樂透,卻同時也讓演化生物學家百思不得其解,提出了一個問題:「更年期的存在如何符合適

者生存的概念？」

在尋找答案的過程中，有些學者提出，更年期是種適應機制，讓女性能夠在停止生育後繼續活著，幫忙照顧下一代，進而讓基因傳承更加成功，這就是所謂的「祖母假說」。而其他學者則認為，多虧現代文明的生活方式，我們的壽命才得以延長，超過了身體提供的卵子數量。因此更年期更像是現代文明帶來的好處，而非能夠促進物種進步的生物學優勢。

我懷疑人類永遠無法完全理解，為何在更年期後我們仍能活這麼多年。但從這些理論中，我們可以找到一些啟示，值得我們心懷感激。其中特別是，儘管更年期過渡期帶來許多挑戰，我們生活的時代，仍能讓我們在停經後能夠多活數 10 年（也比以往活得更健康）；此外，也能運用這段時間創造出人生中的黃金歲月。更重要的是，這段時間讓我們有自由選擇的機會：是將經驗、智慧和信心奉獻給年輕一代，還是慶祝不必再受月經束縛的自由生活，亦或兩者全都要？這一切由你決定。無論是否可以將更年期歸功於人類演化，你都已經贏得了享受人生的權利。

由於沒人能理解究竟是什麼原因導致女性的月經終止（即卵巢功能衰退），也不知為何會產生這些症狀，造成更年期的治療方法一直都五花八門卻效果不佳。直到十九世紀末與二十世紀初，研究人員才

開始注意到內分泌系統的存在，特別是卵巢和賀爾蒙，成為瞭解更年期成因的關鍵。與此同時，最早的口服治療出現。這種治療使用動物卵巢組織製成的簡略加工製劑，希望能試著緩解更年期的症狀。研究證明，其中某些治療方式有望改善熱潮紅與當時所謂的「性功能障礙」（在現代醫學中，我們稱之為性慾低下症，或性交疼痛，這兩種症狀在更年期都很常見。）

1923 年，美國化學家艾爾加・艾倫和愛德華・多伊西首次分離出卵巢分泌的主要賀爾蒙。多伊西後來憑藉針對維生素 K 的化學性質研究獲得諾貝爾獎。兩位化學家發現，這種賀爾蒙能促進與女性生殖系統和月經週期相關的功能，並將其命名為「主要卵巢賀爾蒙」。幾年後，人們賦予這種賀爾蒙成為我們熟悉的名稱：「雌激素」（estrogen）。這個名稱來源於「發情」（estrus）和「生成」（gen），即月經週期的產生。

還跟得上嗎？確認一下，我知道這聽起來簡直跟無聊乏味的歷史沒兩樣，但這些發現實際上奠定了現代醫學的理解基礎，瞭解雌激素如何影響月經和妊娠，以及缺乏雌激素如何引發更年期。請繼續讀下去吧！

到了 1933 年，雌激素已經以「埃美寧」（Emmenin）這個品牌名稱量產並開放處方。起初是運用胎盤提取物所製成，後來改用孕婦的尿液來提取。人們將這些製劑用於治療痛經（即月經導致的疼痛）

和更年期症狀。最後，又從懷孕母馬的尿液中提取雌激素並重新配方，命名為「普力馬林」（Premarin），並於1942年獲美國食品藥品管理局（FDA）核准上市。需要注意的是，如今已有多種非動物來源的賀爾蒙療法可供選擇，我們會在第七章詳細探討賀爾蒙療法的現代版本。普力馬林的推出，代表賀爾蒙療法在治療更年期症狀與相關疾病方面，想法與科學的拉鋸持續了數十年。

賀爾蒙替代療法的沒落與崛起

患者對於治療更年期症狀的需求變得明確後，藥廠就開始採取行動。1947年，也就是普力馬林首次獲FDA核准後的5年，市場上一共有53種配方，由23家不同公司所販售。在接下來數十年，賀爾蒙替代藥物的銷售量持續攀升。

隨著世人對賀爾蒙療法的興趣日益濃厚，全國暢銷書《永遠的女性》（Feminine Forever，暫譯）也隨之登場。這本書是由紐約婦科醫師羅伯特・威爾森所著，於1968年出版，提倡雌激素療法是保持「女性氣質」和預防疾病的方式。儘管這本書充滿令人作嘔的內容，但卻仍有影響力，可以在副標題的尾端發現這點：「現在幾乎每個女人，不論年齡，接下來的人生都能安全享有完整性生活。」懂我意思了嗎？好噁心。我的意思不是每位女性都不能、也不該享受完整性生活，我是不認為《永遠的女性》一書的內容是真正在乎女性慾望；威

爾森在書中信誓旦旦保證可以恢復女性氣質，這被包裝成「讓你的太太回到原本樣貌」這樣的行銷活動，其中優先考慮的是男人的慾望，以及女人能否滿足男人。真噁心。

無論如何，那是六〇年代，當時性愛的概念大受歡迎。威爾森的著作無疑提升了雌激素療法的銷售。在 1975 年，雌激素配方成為了美國第五大處方藥物，該年開立了三千萬張處方箋。

接著，在同年的最後一月，其他研究人員在《新英格蘭醫學雜誌》（*New England Journal of Medicine*）上發表了其研究結果，是關於有子宮婦女的更年期和停經後時期。其中有些受試者持續服用非對抗性雌激素（即不含黃體素）。這些研究人員將接受雌激素治療和未服用雌激素的患者進行比較時，研究顯示，接受治療的受試者罹患子宮內膜癌的風險增加。這讓許多女性停止雌激素治療，近而導致 MHT 和避孕藥等內含雌激素的產品出現罹癌風險。

一些實用的 MHT 定義

第七章中，我會列出你所需的所有詳細資訊，幫助你確認 MHT 的需求。其中包括如何與醫師（甚至是可能對此不屑一顧或一無所知的醫師也好）展開對話。現在我想先介紹幾個定義：

- 結合型雌性素 CEE：由十種不同種類的雌激素組成的配方，源自懷孕母馬的尿液。品牌名稱：普力馬林（Premarin）。
- 醋酸甲羥孕酮 MPA：一種完全由實驗室生產的合成黃體酮，

> 也稱為黃體素。品牌名稱：普維拉錠（medroxyproge-sterone acetate）。
> - 其他合成黃體素：得胎隆膜衣錠（dydrogesterone）、諾莉娜錠（norethisterone）和后保寧錠（levonorgestrel）。

在醫學領域中我們受到的訓練，是需要考量藥物的潛在風險是否超過預期益處。而在雌激素療法這個情況下，罹患子宮內膜惡性腫瘤的風險雖然高，但仍是有其益處：減少熱潮紅和陰道乾澀的症狀，以及對於骨質流失和骨質疏鬆的預防存在關聯性。研究開始探索如何減少罹患子宮內膜癌的風險，此外，有證據顯示，藉由加入某種孕期賀爾蒙（以黃體素的形式），可對抗雌激素引起的子宮內膜變化。這種全新聯合療法（即雌激素加孕期賀爾蒙）的處方開始增加，到了1992年，Prempro（雌性激素和醋酸甲羥孕酮）成為美國最常開立處方的藥物之一。

隨後幾年，支持雌激素療法含有潛在益處的研究陸續發表，有影響力的機構也對於MHT的採用表示支持。美國國家衛生研究院更發表聲明，認為服用雌激素是預防更年期女性骨質流失的最佳方法，而與雌激素心血管保護作用的相關研究也不斷增加。雌激素替代療法是否能延長女性壽命？一些研究表明，可能真的可以。一項觀察研究顯示，相較於未使用雌激素療法療法的女性而言，使用該療法女性的致

命心臟病發病率降低了33%。美國內科醫學會建議，所有停經後的女性，不論年齡或有何風險因素，都應考慮使用MHT，因此療法具有預防慢性疾病的潛力。到1990年代中期，50至75歲的女性中，有38%使用賀爾蒙替代療法。但不久之後，形勢又再次發生變化。

◎ MHT 的嚴格測試

雖然有許多有力的科學證據支持MHT可以用作一般用途，但卻尚未經過隨機對照試驗（RCT）的測試，RCT是研究方法中的黃金標準。在這項測試中，受試者會隨機分配到實驗組或對照組。實驗組的受試者會接受測試中的藥物或療法，而對照組則使用安慰劑。研究人員會告訴所有受試者，他們正在接受真實的治療，且每位受試者都受到的觀察與對待皆相同。人們認為這類研究成效最佳，因為研究人員能藉此獲得最客觀的結果（基本上是觀點的對立面）。

1988年，婦女健康促進計劃（WHI）展開了更年期賀爾蒙療法的實驗，首次利用這種黃金標準來評估MHT對於更年期後女性心血管疾病和癌症有何影響。這項實驗有兩萬七千名受試者，時間持續15年，人們稱之為「史上規模最大的女性健康預防研究」。

接下來的結果將再次改變賀爾蒙替代療法的使用過程，並影響無數更年期女性的生活。這個研究結果非常重要，值得單獨用一章來討論，所以請繼續閱讀！

第三章
巨大轉變發生

　　我是位臨床藥劑師，在 WHI（婦女健康促進計劃）發表前展開職涯。當時所有醫師不但拒絕採用 HRT 療法，也會阻止女性接受 HRT 治療。患者會說：「你怎麼敢把我的賀爾蒙奪走！」我當時無法理解為何患者會這麼強烈反對停止使用 HRT，但我現在懂了。我現在終於瞭解 40 歲中晚期進入更年期時出現的那些小狀況；當時無法聯想，現在終於知道其中關聯。我那時焦慮又易怒，比原本的程度嚴重得多。我連續好幾個月都飽受熱潮紅和失眠所苦，絲毫沒有中斷，讓我每天清晨三點至五點間就醒來，不但疲憊不堪、白天煩躁易怒，也有腦霧的問題（但我是需要替病患做出重要醫療照護決定的藥劑師）。我當時也有關節疼痛、心悸與盜汗的問題（當時穿著藥劑師袍），也總是感到全身發熱！我上次去看婦產科醫師時，已經準備好要為自己爭取 HRT 療法了，但醫師直接說出了：「讓我幫你吧。」這讓我鬆了口氣。我目前還是需要增加劑量，但至少已經看到狀況明顯改善。你怎麼敢奪走我接受 HRT 療法的機會！

——凱蒂 G.

婦女健康促進計劃的賀爾蒙療法實驗在 1998 年首次推出，當時我在路易斯安那州立大學的醫療中心就讀的最後一年。2002 年，該研究停止並發佈初步結果時，我正在德州大學醫學分部的婦產科擔任實習住院醫師，當時是實習期的最後幾個月。我清楚記得當時新聞發佈時的情形。我身處婦產科的研討會中，聽到我的教授們熱烈地低聲討論「乳癌風險」、「瘋狂患者的來電」等內容。研究結果在正式發表前，早已透過國家新聞媒體分享給社會大眾。患者十分關注研究報告，帶著恐慌的情緒致電給自己的醫師。一夕之間，全國就有八成的賀爾蒙療法處方宣告終止，從那時開始，就幾乎沒有新患者可以選擇賀爾蒙療法來治療更年期症狀。當時我完全沒有察覺，這個難忘而重要的時刻會在多年後，為我的職涯帶來新的熱情和目標。

婦女健康促進計劃（WHI）實驗設計

　　在 WHI 的研究推出前，各界對於 MHT 的使用十分樂觀。眾所皆知，賀爾蒙療法可以緩和熱潮紅、夜間盜汗等特定症狀，也可以預防骨質疏鬆、陰道萎縮等更年期生殖泌尿症候群的發生。多項觀察性研究也表示，採用賀爾蒙療法的女性罹患冠狀動脈心臟病的風險降低，也更不容易罹患失智症與阿茲海默症等神經退化性疾病。很多人

認為，這項研究能提供客觀證據，證明賀爾蒙療法的確是針對停經後骨骼、心臟與心靈的預防性照護標準。

我很確定，這項研究將會如實進行引發了很多期待。年長的女性終於獲得關注！研究經費和時間也是！研究人員花費了五年的時間招募受試者，甚至花費更多時間與金錢來投資這項有關更年期女性的研究。僅僅是踏上起跑線，感覺就像已經贏得大成功。

為了確保你知曉事情經過，讓我們一起來瞭解最初的詳細資訊。當時有誰？參與的原因為何？瞭解更多研究如何啟動的關鍵資訊，可以讓研究結果更加合理。

研究目標：婦女健康促進計劃賀爾蒙療法實驗的目的，就是希望可以找出停經後女性採用賀爾蒙療法後，對於心血管疾病與癌症等慢性疾病預防的風險和益處。

受試者：受試者會分為兩組：第 1 組有 16,608 位有子宮的受試者。第 2 組有 10,739 位沒有子宮的受試者（由於接受子宮切除術的緣故）。

介入措施：第 1 組受試者服用雌激素與黃體素（為了保護子宮內膜免受癌症侵害）或安慰劑。第 2 組受試者則僅服用雌激素（也稱非對抗性雌激素）或安慰劑。

研究期間：研究人員預計追蹤受試者 8.5 年的時間。結果：在 2002 年 7 月，第 1 組的追蹤結果顯示，罹患乳癌的風險稍微增加。這一組的結果也顯示了罹患大腸癌和骨質疏鬆症相關骨折的風險降

低，但研究卻優先考慮乳癌的風險，而針對雌激素和黃體素的研究則提前結束。

幾年後，第 2 組（受試者僅服用雌激素或安慰劑）的研究也提早終止，由於發現罹患中風的風險稍微提升。需要注意的是，此組受試者罹患乳癌或心臟病的風險並未提升，而罹患骨折和大腸癌的比率也有所降低。

舉世震驚的研究結果

表面上看來，這是一個結果意外充滿戲劇性的普通故事，但是深入研究後，卻發現其實背後非常複雜（也沒那麼戲劇性）。不妙的是，社會大眾當時得到的消息，只有媒體的錯誤報導和聳動的標題；全世界的新聞內容皆將研究結果簡化描述為「雌激素會導致乳癌」。

新聞媒體不斷反覆強調這個資訊，導致這項 WHI 研究成為 2002 年的醫學新聞頭條。事件結果就正如我先前提到的，全世界的女性突然停止採用賀爾蒙療法，而曾使用賀爾蒙療法的女性之中，有七至八成的患者沒有繼續使用此處方。這代表數百萬女性失去了緩解更年期症狀的機會，而也有無數女性因此無法受益於賀爾蒙療法，預防相關症狀的發生。

我知道你現在心中有個疑問：「那罹癌風險呢？」對，這就是事情複雜的地方，我會盡量清楚回答，因為我知道與這項研究相關的風

險是千真萬確的（我也知道社會大眾對於賀爾蒙療法與癌症間的聯想根深蒂固，就像更年期女性下巴的鬍鬚一樣頑固）。

釐清賀爾蒙療法有何風險

首先要瞭解 WHI 的研究結果，雖然罹患乳癌和中風的風險確實存在，但並非如最初的報導那般嚴重，實際上是遭到媒體高估並誇大報導。過去 20 年，WHI 的研究人與其他專家已公開澄清乳癌風險的資料。阿夫魯姆・布魯明醫師和卡羅爾・塔佛里斯於 2018 年出版了《雌激素的重要》（*Estrogen Matters*，暫譯），這也是一部與 WHI 研究和該研究的資料解讀錯誤相關的重要著作。這些誤解導致媒體報導錯誤，誤傳出雌激素會導致乳癌這一說法。然而，儘管已有更正的資訊，但卻未能獲得足夠關注，社會大眾對於賀爾蒙療法與重大健康風險的看法大致上維持不變。因此，我認為該是重視這些細節的時刻了。不是所有人都會想深入瞭解接下來要說明的細節，但每天都有人問我賀爾蒙療法和癌症風險的相關問題，所以這是提供完整科學解釋的機會，讓各位瞭解為何會有這種聯想。釐清一下，我也不是要說服你接受賀爾蒙療法，因為這個決定取決於個人，我們會在第七章詳加探討；我是要提供更清楚的資訊，讓你根據事實做出決定，而非恐懼。

以下是 WHI 研究中幾個值得深入探討的關鍵因素：

◎ 風險類型

新聞報導將焦點放在 WHI 研究的風險,例如「使用賀爾蒙替代療法的女性會增加罹患乳癌的風險」。然而媒體在撰寫報導時,卻從未提及這種風險的類型,風險類型事實上是關鍵,完全扭轉了 WHI 研究的內容。

媒體下標題時通常是參考所謂的相對風險,而非絕對風險,但絕對風險卻更能真實反映出實際風險。為了得出賀爾蒙療法更準確的真實風險,我們必須參考其絕對風險。

在 WHI 研究中,服用安慰劑的女性每年罹患乳癌的機率是千分之四。追加服用雌激素和黃體素後,此數字增加到千分之五。以相對風險計算,風險增加了 25%;但若以絕對風險計算,卻僅增加了 0.08%。顯而易見,差異十分巨大。增加了 25% 是翻天覆地的改變,會引發熱議。但若只增加 0.08%?這麼說好了,若回到 2002 年婦產科住院醫師研討會那天,這個數字完全不會引起教授間的任何騷動。

我想強調一點:在賀爾蒙替代療法中考量風險類型一點也不少見;事實恰恰相反。更年期協會於 2002 年在一份賀爾蒙療法的聲明中指出:「臨床環境之下,參考絕對風險更能傳達風險和益處。」協會還強調,為更年期女性提供醫療服務的專業人士需要「瞭解相對風險和絕對風險的基本概念,如此才能說明賀爾蒙療法與其他療法的潛在益處與風險」。

以我在社群媒體上收到的大量留言和抱怨來看,我可以告訴你,

大多數醫師（包括為更年期女性提供醫療服務的醫師）都對此資訊一無所知。因為如果他們瞭解，就不會因為賀爾蒙療法與癌症間的相對風險，就完全拒絕為患者提供這個療法的選項。

另外還有個重點：在兩個實驗組之中，前 5 年的治療期間內，均未出現乳癌風險增加的狀況。

這對你而言有何意義：自 2002 年以來，已經發表了數百篇重新分析 WHI 資料的研究，其中有許多研究皆承認首份報告帶來不當報導，且估算出的風險過高。但在這些研究之中，沒有一篇研究受到的矚目能達到原始報導的一半，所以社會大眾和醫療人員對於賀爾蒙療法的看法，在二十多年之間幾乎從未改變。我們必須重新定義患者和醫師對於賀爾蒙替代療法風險的看法。在很多情況下，該療法的潛在益處甚至大於風險，而每位女性都應有權利討論相關內容。

◎ 藥物配方

WHI 研究的一個重大缺陷，就是只有使用單一配方的 MHT。如前所述，第 1 組（乳癌風險增加的那組）接受的是雌激素與孕酮的組合藥物，具體而言即為結合型雌性素與醋酸甲羥孕酮（一種合成版本的黃體素）。而第 2 組僅接受結合型雌性素；在該組中並未看到乳癌風險增加。

這十分重要，有幾點原因。首先，可能是研究中使用的孕激素種類與乳癌風險有關，而非報導中聲稱的雌激素。僅服用雌激素的受試

者，乳癌風險並未增加；實際上，她們的罹癌風險比服用安慰劑的組別低了三成。這代表單獨服用雌激素可能不僅不會引發癌症，甚至可能可以對抗癌症：這完全顛覆了最初的觀點！

將藥物配方納入考慮的另一個重要原因是，單一配方無法代表所有適用的 MHT 配方，而某些配方可能更安全。CEE 和 MPA 只是賀爾蒙療法的一種，也與現代更常用的生物相同性療法十分不同。如今，醫界很少將 MPA 用於 MHT，大多數瞭解情況的醫師更傾向使用黃體素，例如較為熟悉的微粒化天然黃體素膠囊（Prometrium）中的黃體素。

這對你而言有何意義？那就是並非所有賀爾蒙療法的配方都相同。如果你正在考慮採用 MHT，請參閱第七章來瞭解各種適用的療法類型（其中包括「生物相同性」的定義），這些類型的不同之處在於攝入體內的方式（例如透過皮膚注射、口服等）、生產方式，以及安全性與效果。

◎ 開始採用 MHT 的年齡（時機與健康細胞假說）

後來針對 WHI 資料的分析揭露了重大資訊：研究受試者的平均年齡為 63 歲，遠高於更年期的平均年齡 51 歲。這項因素本身就很有可能對研究結果造成極大負面影響。年齡較大的受試者無論是否接受賀爾蒙療法或其他藥物，罹病（包括乳癌和心臟病）的可能性都已經更高。而接近更年期的年輕女性，最有可能受益於賀爾蒙替代療法對

於心血管、神經保護和肌肉骨骼的療效，但她們卻並非 WHI 研究的主要受試者。

這個發現逐漸演變為科學界所謂的「時機假說」或「健康細胞假說」。該理論認為有段關鍵的治療窗口期，可以大大改善 MHT 對於心血管與整體健康的效益。如今普遍認為，預防心血管疾病的黃金時期是在更年期後的 10 年內。也就是說，如果在最後一次月經後的 10 年內開始使用 MHT 療法，可能可以獲得的益處最大。而這些好處可能非常明顯：不但可以降低因任何原因導致的死亡率，也能減少心臟相關疾病與心肌梗塞的發生率。總而言之，健康細胞假說認為，雌激素更能維持細胞的健康狀態，而缺乏雌激素則會導致細胞變得不健康。這代表雌激素更適合預防疾病，而非治療疾病。你會在本書的其他章節讀到相關案例。

WHI 研究的主要目的，當然就是要證明 MHT 是否能預防心臟病。儘管最初回顧研究資料的結果指出效果不明顯，但時機假說讓我們瞭解，如果使用時機正確，該療法很有潛力。

舉例來說，WHI 研究有個子實驗組的受試者為 50 歲至 59 歲的女性，使用雌激素療法的受試者，心肌梗塞的風險比服用安慰劑的受試者低了四成。另一方面，若在更年期後超過 10 年才開始採用 MHT，罹患心血管疾病的風險則會略為增加（但並未顯著相關）；若在更年期後超過 20 年才開始採用 MHT，風險則會達到顯著相關的水準。這代表雌激素療法（透過形成一氧化氮）會使已罹患的冠狀

動脈疾病更加惡化。從美國心臟協會（AHA）提供的資訊中，我們得知雌激素預防冠狀動脈疾病的效果更佳，而非在已經罹患疾病後才加以治療（即健康細胞假說的理論）。

我們需要非常認真看待女性的心臟健康問題。心臟病仍是女性頭號殺手，即便在診斷出乳癌後也是如此。而心臟健康惡化的徵兆（如血脂異常與動脈硬塊數量增加）可能是更年期雌激素減少所造成的結果。雌激素的減少代表女性對這些疾病的抵抗力有所下降。AHA 在 2002 年發表的一篇重大聲明指出，更年期的過渡期比老化更能促進「血脂增加、代謝綜合症風險上升及血管重組」（但這種重組不是好事）。這也是為何我們應該根據更年期的年齡，來選擇最適合使用賀爾蒙療法：攸關乎心臟健康與 MHT，時間不等人。

在同一聲明中，AHA 引用了幾項研究，這些研究進一步證明剛進入更年期的女性可從 MHT 獲得顯著的預防效果。舉例來說，研究人員分析了十九項隨機對照實驗的結果，發現在 60 歲左右或停經後 10 年內開始採用賀爾蒙療法的女性，罹患心血管疾病的風險降低了約一半。

這對你而言有何意義：**如果你適合採用賀爾蒙療法，有越來越多的科學研究證實，在更年期後的 10 年內採用 MHT，預防效果最佳。**因此，務必記下你進入更年期的年齡，而和瞭解情況的醫療人員討論相關資訊也同樣重要（請參閱第八章來瞭解如何找到適合的醫師）。不用等待討論時機：如果你懷疑自己可能進入更年期了，現在吸收的

知識將來一定會派上用場。請參閱附錄 B 的更年期症狀評分表，可以判斷你擁有的症狀是否可能與更年期相關。

所有超過 60 歲的女性都應避免使用 MHT 嗎？

我們討論「時機假說」時，出現了一個關鍵問題：60 歲後（或停經已超過 10 年）才開始使用 MHT，是否弊大於利？如果你或親人符合這種情況，瞭解這個問題尤為重要。

我的回答是：這會根據情況而定。如果一位女性從剛進入更年期就開始採用 MHT，也沒有出現任何心血管疾病的風險因子（如冠狀動脈鈣化的測試分數增加、ApoB 升高或高血壓狀況並未控制），同時也希望繼續採用此療法，我會讓她繼續使用。但我仍然認為這個療法需要更多研究，才能擴大應用範圍。如果患者已超過 60 歲或更年期超過 10 年，且未曾使用賀爾蒙療法，那麼是否該採用療法？這是一個好問題，需要仔細評估潛在益處和風險。在好處方面，包含骨骼保護，以及泌尿生殖系統症狀與熱潮紅減少的效果；而在風險方面，如果該患者已罹患冠狀動脈疾病或失智症，賀爾蒙療法可能會加快這些疾病的惡化，而無法達到預防效果。

如果我有位年過 60 或處於晚期更年期的患者，從未使用過 MHT，且有罹患冠狀動脈疾病的風險因子，我會為她安排冠狀動脈鈣化的檢查（詳情請參閱第 96 頁，瞭解測試內容及適合對

象),瞭解是否有阿茲海默症或失智症的家族病史,並評估她的整體健康狀況。如果檢查結果顯示罹病風險低,且患者也沒有其他顯著的心血管疾病風險因子,亦沒有神經退化性疾病的家族病史,整體健康狀況良好,那麼我們才會進一步討論是否使用賀爾蒙療法。

你值得擁有比過時醫學指南更好的建議

你可能會很疑惑,既然有這麼多科學研究支持重新評估 MHT 的影響,為何仍有許多醫師因為該療法與罹癌風險有關,就選擇不提供這個選項?正如我先前提到的,醫療領域是一艘緩慢航行的船隻,要轉向需要很長的時間,而從理論研究到實際應用之間的落差,這個現象在醫學領域並不少見。

更年期「假療法」的全新領域

WHI 研究的新聞讓許多女性害怕使用原本緩解更年期症狀的療法,並開始尋找替代方案。這不能怪她們,因為症狀還在,即使不能選擇想要的治療方式,她們還是需要幫助。這些女性對替代療法的需求打開了市場的大門,出現了許多缺乏科學依據的方法,甚至造成了一個以「治療更年期」為名,實則很有問題、甚

至十分危險的時代。

在社群媒體出現前，需要花費不少心力才能找到替代療法。但自從社群媒體崛起後……好吧，僅僅是試著忽略那些保證可以幫你減掉十幾公斤、解決性慾問題或消滅腦霧的廣告就很困難。我幾乎每天都會收到粉絲的訊息：「這個廣告是真的嗎？」女性迫切需要解方，甚至願意嘗試幾乎任何方法，尤其是無法在醫院獲得幫助時更是如此。

市面上許多標榜能治療或緩解更年期症狀的產品並無科學依據。請參閱工具箱中有科學根據的方法來調整你的更年期症狀。

很大部分原因是，更年期的相關教育並未納入醫師資格重新認證的條件。若要重新認證資格，通常需要回顧並瞭解最新的教育內容，但相關單位並不重視更年期相關內容，即使在專業是女性生殖系統的婦產科領域也是如此。

由於大多數進行中的醫療教育計畫並不會主動提供更年期相關內容給醫師們，所以想要瞭解更年期知識的醫師，就必須自己尋找並理解最新研究。這些醫師必須在兩場看診之間自己抽出時間，同時還要完成公司保險的文書工作，這些都得依靠不斷減少的員工，還要跑去接生，更得徹夜待命（現在當病人不容易，但當醫師也很難）。

這確實是我擔任婦產科醫師時的寫照。我努力想吸收所有與更年

期相關的指引,但更年期治療的需求卻不斷增長。最後我不得不做出選擇:我是要繼續把重心放在與女性健康相關的所有領域(包含兒科婦科、產科、外科、婦科腫瘤學及更年期治療),還是只把心力投注於女性生殖期結束後的生命?目前的醫療系統並沒有,也還沒有為醫師提供足夠支持,可以同時兼顧這些女性健康相關的專業領域。

最後,所有關心女性健康的醫師,都應能夠在擁有足夠資訊的狀況下討論更年期這個主題。若討論過程無法涵蓋 MHT 的利與弊,那都不算真正的討論,而是一條死路,而女性值得更深入的討論內容。醫師也同樣需要更多支持,以及更多聚焦於更年期的醫學教育和研究,特別是美國婦產科學委員會的研究更為重要。

好消息是,現今的醫學生是第一代受到完整 MHT 教育的住院醫師。由於可能需要再經過一代,這種教育方式才會普及,因此我鼓勵你成為積極患者。誰知道呢?你或許有機會成為提供教育的人。在 thepauselife.com 網站上,可以找到連結,瞭解目前包含 MHT 安全性相關討論的醫學期刊文章。可以列印這些文章,並與你的醫師分享。

第四章
同心協力帶來改變

我的更年期原本一片黑暗，後來獲得力量與希望，而教育正是轉變的關鍵。身為通過認證的護理師，我擁有超過35年的經驗，本應更瞭解更年期的狀況；但事實上我卻對此幾乎一無所知。我只知道，熱潮紅頻繁發生是更年期會面臨的一部分症狀，但我所遭遇的症狀遠比此還來得多。無數不眠之夜、關節與肌肉疼痛，以及心悸等等，這些症狀都讓我無法享受生活。由於尿路頻繁感染（UTIs），我只能常常就診並接受治療，但卻只收到提醒，讓我時時保持乾淨衛生。性行為變得非常痛苦，甚至使我在婦科醫師面前落淚。體重增加讓我非常難過，大腦也一團亂，很難用言語表達想法。我坦白說，我當時的感覺就像在死亡邊緣苦苦掙扎。但現在我能很高興地說：教育賦予我們力量！

——珊迪 M.

女性健康相關的研究資金已經少得可憐，而在這微薄的金額之中，投入至更年期研究的資金更是少得可憐。2021 年，美國國家衛生研究院（NIH）的報告顯示，美國聯邦基金之中，有大約五十億美元的預算分配給女性健康相關研究。但這一大筆金額用於更年期研究的，僅有一千五百萬美元，只佔女性健康研究資金總額的 0.003%。對，你沒看錯。分配給更年期的研究資金，連半個百分點都不到。

這樣的數據真令人崩潰。這不僅是毫無意義的資金幕後管理不彰；更直接影響了你面臨整段更年期能獲得醫療支持的種類。若你在尋求醫療支持和指導時遇到困難，就很可能可以追溯到這些系統性的不足。

幸好這也讓其他人很崩潰，集體挫折感促使大家同心協力，進而推動變革浪潮。我們正在見證的是，企業對於更年期相關研究、醫療技術和產品開發的投資可謂前所未有。局勢正在逆轉。感謝你我，以及眾多出色的患者與醫師、思想領袖和名人，一同創造機會、推動改變。我們終於可以運用科學和支持，讓人們瞭解（或提醒人們）如何以最好又最安全的方式來維持更年期後的健康。儘管如此，我們離目標還很遠，要在這個人生階段真正帶來改變，就得投入長期努力，而不是僅僅短暫追求潮流、只想急著從更年期的行銷趨勢中獲得好處而已。不過，我們在以下領域中看到了鼓舞人心的進展。

科學與研究

長期以來，更年期相關的科學研究少之又少，可以說幾乎沒有。之後終於有人開始研究，但僅聚焦於某些特定症狀，如月經不調、熱潮紅、夜間盜汗、泌尿生殖系統症狀，以及骨質密度減少這樣的健康風險。上述症狀的確是重要研究領域，但卻只能代表更年期中較顯著的問題。

幸好現代科學的研究範圍正在擴大，研究人員也正探索著許多更年期相關的領域，包含治療選項、健康風險與情緒變化、認知改變（腦霧等）、心血管疾病的風險增加、胰島素阻抗、糖尿病風險增加、肌肉骨骼的關節問題，以及皮膚相關的解決方案。除此之外，研究重點首次聚焦於如何定義並處理更年期過渡期（即圍停經期），因為對某些女性而言，這段期間面臨的心理與身體變化，可能會比停經後更加劇烈。

有影響力的組織也正在推動進步。舉例來說，更年期醫學會正在推動更年期治療領域的突破性研究，也提供相關培訓和認證的管道。該醫學會也持續在網站上提供並增加更年期認證醫師的名單（若想仔細篩選這些醫師，請參閱第 151 頁，瞭解預約前建議詢問的問題）。

此外，立法壓力也要求政府在更年期領域更有所作為。2023 年提出的一項法案建議，NIH 必須評估目前更年期研究的現狀，包括找出所有研究落差，並計算 NIH 在過去五年為更年期及中年女性健

康研究分配的資金總額。其他醫學協會（如美國心臟協會）也瞭解到了更年期過渡期的重要，以及其該時期對疾病惡化有何影響，在心血管疾病風險方面更是如此。我在上一章中曾提及 AHA 於 2020 年發表的一篇開創性文章，其中探討了中年（或更早期）賀爾蒙變化的影響，並強調該影響與心臟代謝健康變化（如總膽固醇、低密度脂蛋白膽固醇 LDL-C 和載脂蛋白 B 升高）的關聯，這些變化增加了罹患心臟病的風險。AHA 還承認了雌激素有保護心臟的作用，並指出賀爾蒙療法的開始時間可能與心臟相關益處有關（請回顧第 45 頁關於「時機假說」的內容）。

我們也開始看到，致力於更年期研究的出色研究人員團隊也一同成長。在認知健康領域，有像莉莎・莫斯科尼醫師這樣的研究人員，她是威爾康奈爾醫學院神經學和放射學系的副教授，也是阿茲海默症預防計畫的主任。莫斯科尼醫師的研究方向為早期偵測、預防認知老化與阿茲海默症，特別是針對高危險女性的研究。

她指出了一項可能會震驚很多人的統計數據：阿茲海默症患者之中，有三分之二是停經的女性。真嚇人。但更令人不安的是，人們長期以來一直將這種差異，簡單歸因於女性壽命較男性長，因此認定這個狀況無法避免。換句話說，大家將這種現象默認為理所當然，無需多做解釋。然而，根據莫斯科尼醫師的研究，阿茲海默症女性患者的比例增加並非不可避免，也不是註定的結果。

莫斯科尼醫師與威爾康奈爾醫學院團隊的研究發現，內分泌老化

與相關賀爾蒙的變化（如圍停經期和更年期時雌激素急劇下降）可能會加速女性大腦的慢性老化。隨著女性進入更年期後，這種老化會讓罹患阿茲海默症的風險升高。這聽起來雖然像是壞消息，但實際上卻是很好的發現，因為這代表或許可以在適當時間介入治療，比如採用賀爾蒙替代療法，藉此保護並維持認知的健康。

其他文章也顯示，採取早期介入的療法十分有潛力。2023年1月，一篇發表於《阿茲海默症研究與療法》期刊的研究顯示，若女性帶有APOE4基因（擁有此基因的女性罹患阿茲海默症的風險更高），採用MHT可獲得認知方面的益處。而女性患者若使用賀爾蒙替代療法，不但延遲記憶的情況有所改善，且大腦中負責資訊處理與記憶等重要區域的體積會變得更大。與未採用此療法的病患相比，具有明顯優勢。

這類研究屬於「創新領域」的科學，以預防疾病為優先考量，而非默認事情的發生。雖然我們尚不確定在女性面臨或進入更年期時，有哪些方法最對大腦最有保護作用，但我們知道已有許多人正努力尋找答案。

在卵巢健康方面，像黛西・羅賓頓醫師等的研究人員正努力推動開創性的研究。她是一名分子生物學家，擁有哈佛大學的博士學位，同時也是Oviva公司的執行長既聯合創辦人。該公司致力於開發延緩卵巢功能退化的方法，並努力減少與卵巢退化相關的健康問題，以及生活品質下降的負面影響。

增加就醫管道

我曾聽過許多人的經驗分享，要找到醫師或醫療人員提供有科學實證的更年期治療選項，可謂困難重重；更不用說在看診初期就能確認患者的症狀，可能與圍停經期或停經導致的雌激素變化有關，簡直是難上加難。但有個好消息：現在市場上有了更多選擇，我很確定隨著時間推移，一定會有更多管道可以獲得高品質的更年期醫療服務。

如果你正在找能診斷出圍停經期或停經相關症狀的醫師或資深醫療人員，可以先瀏覽更年期協會的網站，查看認證的醫師名單。我自己的網站 thepauselife.com 上也有一份醫師名單，其中的成員都是由我的粉絲所推薦。

如果你發現所在地的醫療支援不足，有個不錯的解方：試試看遠距醫療，和其他地方的醫師聯絡。有些不錯的公司可以幫忙接洽適合的醫療指導，例如 Midi Health、AlloyHealth 和 Evernow（這些公司並非我的贊助商；我只是喜歡他們提供的服務）。當然，並非所有遠距醫療的選擇都適合所有人，對於許多女性而言，與醫師面對面溝通仍然十分重要。

產品選擇與新創公司的機會

近年來在市場上，為緩解更年期症狀而推出的產品數量大幅增

加。過去幾乎找不到任何相關產品，但現在幾乎無法避開新產品不斷宣傳出色功效的廣告。如今已有產品聲稱，能解決頭髮稀疏、皮膚乾燥、性交疼痛、賀爾蒙平衡等的問題。而我認為這是個「幸福的煩惱」：我們現在終於擁有了選擇的權利！但我的建議是，以謹慎的態度來看待這些選擇。

即便考量到近期更年期相關產品大幅增加，業內人士仍承認，這個領域還有很大的成長空間，也邀請其他業者一同創新。這對我們來說是好事，因為競爭可能會推動進展的速度，也會增加獲得產品的管道。

節省醫療成本

我的患者和社群媒體粉絲分享了很多親身經驗，試著找出症狀來源的這段過程簡直是漫長又昂貴。她們多次轉診，看診了數十次（也得支付不斷累積的共付額），還得忍受血液檢查、心臟檢查與甲狀腺掃描等過程。她們拿到無效的處方，購買昂貴的營養品，在無法獲得明確診斷或成功治療選擇後，只能黯然拭淚。

我知道這個狀況很令人灰心，但未來還是充滿希望的。隨著更年期教育和醫療照護管道的提升，就會有更多女性得知，自己的症狀很有可能是圍停經期或停經所造成的，也有望能獲得所有可能療法的選擇，其中就包括賀爾蒙療法。

這些進展會降低醫療成本：首先，這是因為不再需要多次看診，也無須進行許多無意義的檢查；其次，研究顯示，接受賀爾蒙療法治療的女性在療程啟動後所花費的醫療總費用，明顯較未接受治療的停經後女性來得低。

選擇 MHT 以外的方案來處理症狀的患者，也能感受到成本效益。是的，確實有其他藥理學、非處方藥、營養品和補充劑等選擇，可以緩解症狀並帶來健康。我會在「更年期工具箱」一節中一併介紹這些選項。只須確定問題是源於賀爾蒙的變化，就能減少追查診斷的費用。

職場支持

許多女性表示，更年期大大干擾了工作能力。2019 年有則英國研究，針對一千名 45 歲以上的女性進行調查。其中受訪者提到，更年期症狀（如熱潮紅、情緒低落、專注力不集中、記憶力問題、憂鬱和焦慮增加與自信心降低）造成她們的犯錯機率增加、錯失升遷機會，甚至最後乾脆辭職。美國的相關研究也得出類似結論，其中一則研究顯示，近五分之一的女性因為更年期症狀而決定辭職或考慮離職。

如果你經歷過圍停經期或更年期的症狀，我現在說的內容聽起來就會是老生常談：在這個人生階段之中，要完成工作感覺會比以往更

加困難。更讓人困擾的是那種甩也甩不掉的感覺，就好像應該把這些造成痛苦的原因隱藏在心底。有許多參加調查的受訪者表示，在和雇主或經理講述更年期症狀時，她們覺得很不舒服。尤其是在美國，女性普遍擔心談論相關問題會遭到歧視。

無論是美國或英國，受訪者提供的答案都清楚表明，更年期女性需要雇主的更多支持。職業兼領導力教練卡羅琳・卡斯翠倫在《富比士》雜誌撰文討論此一話題並提出實用建議，包括為管理層訂定更年期相關培訓、提供更年期資源、制定更年期公司政策，以及鼓勵開放對話來減少讓許多女性隱忍不言的更年期污名化。員工表示希望能夠彈性工作，包含居家辦公、辦公室溫度調整，以及充滿同理心和善意的工作環境（這些選項本來就該有吧！）。

對企業來說，實施這類改變能帶來絕佳利益。因為根據估計，更年期相關問題已導致全球生產力損失超過一千五百億美元。有報告也指出，提供更年期照護福利的雇主正在增加。隨著經濟效益不斷受到影響，希望企業在未來能繼續採取行動，為更年期女性提供更多支持。

媒體與流行文化：讓更年期對話變得正常

過去 10 年來，社群媒體的急遽發展似乎成為了催化劑，讓經歷賀爾蒙變化症狀的女性開始向更有同理心的聽眾，也就是她們彼此之

間，公開分享自身經歷。這一代歷經更年期的女性拒絕接受現狀或忍氣吞聲，她們互相分享症狀、優秀醫務人員的名單，以及如何應對更年期生活的實用策略。這些女性帶著相關研究的文章、清單和資源前往醫療院所與醫務人員分享，藉此確保自己得到應得的醫療照護。

一些如娜歐蜜・華茲、歐普拉・溫芙蕾、安潔莉娜・裘莉、蜜雪兒・歐巴馬、薇拉・戴維斯、布魯克・雪德絲和莎瑪海耶克等名人，都在公開分享自己的更年期經歷，打破圍繞更年期的祕密、羞恥和禁忌。而如《紐約時報》的蘇珊・多米納斯等記者，所撰寫的文章更闡明了更年期此主題，鼓勵讀者對醫療照護標準提出質疑並要求能夠改善。如路易絲・紐森醫師、雪倫・馬隆醫師、馮達・萊特醫師、蘇珊・吉柏倫斯和海瑟・赫希醫師等更年期專家都在撰寫書籍，也在社群媒體上引導重要的對話，而有數十萬粉絲對此表達熱情支持。我在社群媒體上分享自己的更年期經驗時，參與討論的粉絲人數迅速拓展，在TikTok、Instagram、YouTube和Facebook上的粉絲超過三百五十萬人，她們積極參與討論、分享自身故事並尋求建議。

攜手共創進步

目前的進展確實令人驚喜，但仍有很多進步空間。患者所分享的失望經歷、誤診經驗，以及遭到輕視與感到疑惑的事例，已經讓許多醫務人員意識到，我們的醫療系統存在著系統性的問題，包含更年期

女性的照護方式、如何教育並培訓醫務人員，以及社會如何看待與對待更年期女性。只要攜手努力，我們就可以為更年期的未來繼續奠定堅固基石，我們可以：

• 改善醫學生、住院醫師、護理師和醫師助理的教育內容，並持續為資深醫務人員提供更年期照護為主軸的醫學教育

• 更深入瞭解更年期各階段的生理過程

• 學會為自己發聲

• 與年輕女性分享本書

• 要求在更年期領域進行新研究並投入資金

• 提高對於實證為本治療的興趣與需求

你做得到。你不孤單。這段人生無法避免，所以讓我們攜手一起度過吧！

Part 2

深入瞭解更年期，
或你的醫師忘記說明的所有資訊

儘管更年期在每位女性的人生中都會以不同面貌呈現，但仍有一些實用的資訊與定義值得瞭解。在本章中，我主要會討論這些內容，確保我們都能擁有這些基本知識。我把本書這部分理解為「指揮中心」；如果你冒出了「現在到底是什麼情況？」這種問題時，可以翻到本節來找找實用的資訊，也希望這些是能讓你安心且有幫助的知識，而同時可以和朋友分享，並在就醫時帶去與醫師討論，為自己發聲。

第五章
生殖變化三階段：
圍停經期、更年期與停經後時期

我真的覺得自己快要失去理智。我聽過熱潮紅和夜間盜汗，但卻對其他症狀一無所知。夜間盜汗的症狀讓我睡眠不足，我變得易怒，想法也變得焦慮與偏執。我無法控制情緒，也無法理解情緒的來源，讓我逐漸成為自己不喜歡，甚至有點害怕的人。但幸運的是，我現在知道自己沒有瘋，反而完全正常。我們年輕時會接收月經與性方面的教育──但更年期也應該納入其中才對。如果能夠提前瞭解什麼是更年期，也能有所討論，那麼進入此階段對我而言就不會那麼令人痛苦了，相信對其他人來說也是如此。

——蘇珊・P

有九成女性會向醫師尋求建議，希望能瞭解如何應對更年期症

狀。但卻有許多人在就診後，仍無法獲得有效診斷與建議，於是便上網或參考其他資源尋找答案。我希望能在本章提供更簡單可信的資訊，幫助大家更理解更年期會遇到的情境：這至關重要，因為即使你覺得自己就像身處沒人踏足過的陌生星球，事實卻並非如此；你正在經歷一場十分自然的生理變化，而我則擁有地圖，能引領你度過這段旅程。

須瞭解的首要關鍵資訊是，更年期相關術語可能不易理解，又會誤導人。即使我們常將這整個過程稱作「更年期」，或稱女性「正處於更年期」，但在醫學術語中，更年期僅指女性一生中的某個特定日子：即距離上次月經結束後滿一年的那一天，代表生殖功能停止。

在醫學上，女性的更年期包含三個明確階段：圍停經期、更年期，以及停經後時期。這些階段有著不同定義，但經歷這些階段時的感覺可能十分相似。會出現這些症狀，是由於性激素下降（包含雌激素、睪固酮、黃體素）且卵巢功能逐漸停止所引起的；隨著從更年期過渡到停經後時期，更年期症狀的嚴重程度會有所變化，類型則不會改變。

整個過程持續的時間因人而異，但有篇針對出現熱潮紅症狀的女性所做的研究發現，症狀持續的時間平均接近 7 年半。而對於在更年期早期出現熱潮紅的女性而言，這個平均時間長度增加到將近 12 年。需要注意的是，這些時間是基於目前對更年期症狀的有限瞭解。隨著研究的進展與科學不斷發展，這些資料可能會有所變化。

雖然每個人的經歷可能有所不同，但有些症狀更為常見。熱潮紅和夜間盜汗一直是很常發生的症狀。但我常想，這是否僅是因為，女性已知道要將這兩種症狀與更年期聯想在一起，沒有人告訴她們，其實潛在症狀清單還要長得多。

一家主要在維護更年期健康的遠距醫療公司 Midi Health，調查了兩萬兩千名會員，調查結果顯示，更年期前五大症狀為：體重增加／身體組成改變、腦霧／記憶問題、焦慮／憂鬱、睡眠障礙，以及熱潮紅。我的患者常提到的症狀也大致符合研究結果。隨著更年期教育的普及，我希望對更年期多種症狀的理解能幫助更多女性瞭解這些症狀，進而更有尋求支持的能力。

是否有任何測試可以診斷圍停經期？

目前沒有辦法證明血液、尿液或唾液的單次測試可以明確診斷出圍停經期。因為此階段的激素波動十分劇烈，而上述測試很少能提供足夠資訊或做出結論。甚至連 DUTCH 測試（全面賀爾蒙乾尿液測試）這種基於尿液代謝產物得出結果的常見賀爾蒙測試，也並未證實能確認女性是否處於圍停經期。沒有資料支持此測試是否可靠，也沒有任何醫學組織會推薦此測試。

但有個好消息：有種新型的連續尿液測試，具備出診斷早期或晚期圍停經期的潛力。若要採用這種尿液測試，須在數天內進行五次。該測試配有一款應用程式，會收集各項症狀的情況與月

經記錄。應用程式會生成報告，以便你提供給醫師參考。報告中不僅包含測試結果，還附有這些結果的醫學證據連結。由於許多臨床醫師對更年期所知甚少或缺乏相關培訓，這項測試為患者帶來更多主動的機會。

即使沒有診斷測試可供參考，接受過更年期相關教育的好醫師也應該能藉由與你交談、相信你所描述的症狀來診斷出圍停經期，而非自動將你的擔憂歸咎於年齡或心理問題。這位醫師可能還會採用血液檢查，藉此排除其他症狀相似的疾病（如甲狀腺功能減退、自身免疫性疾病與貧血等），然後運用共同決策方法來規劃治療方案（即與醫師討論個人需求、症狀、風險和益處後，共同制定最適合的治療計劃）。

現在讓我們來看看更年期各階段的獨有特徵，然後再探討有哪些因素可能會影響你的更年期出現時間。

圍停經期

圍停經期（perimenopause）是卵巢功能停止的起點。我們通常不會意識到自己正處於圍停經期，但經歷過之後，仍可以回顧這段時期並找出起始時間。

定義	圍停經期發生於更年期前，是延伸的過渡階段。此階段初始，賀爾蒙會開始波動，主要是雌激素與黃體素。
獨有特徵	圍停經期的特徵是經期不規律（經期較長或較短）。
平均年齡	圍停經期的起點可能會在 40 歲開始，或甚至 30 歲中期也有可能。
平均期間	圍停經期的期間長度不一，但平均時間通常是 4 年，範圍從 2 年到 10 年都有可能。

圍停經期這個賀爾蒙階段可能十分難以診斷。原因如下：（1）其症狀與嚴重程度的範圍廣泛，（2）在患者中出現的年齡各不相同，（3）醫師尚無確切方法或基於證據的檢查來進行診斷。由於上述原因，以及我先前提及的許多其他原因（包含醫師訓練不足、研究資金不足、歷史上對女性治療的忽視情形等），都讓醫師可能完全忽略圍停經期的存在，甚至讓患者深陷層層迷霧，找不到自身症狀的有效診斷。事實上，Newson Health Research and Education 針對五千名女性進行了一項調查。結果顯示，有三分之一的女性需要等待至少 3 年，才能正確診斷出其症狀與更年期相關；而另有 18% 的女性在得到所需幫助前，至少看過六次醫師。

當我遇到的患者表現出的症狀，讓我懷疑可能與圍停經期相關時，我會參考臨床診斷的樹狀圖（見下圖）來排除其他可能的疾病。可以在該樹狀圖中看到，如果患者出現頂端列出的任何症狀，我會以

何種方式提供治療。左側的症狀（從「熱潮紅」開始）是我們已知 MHT 能帶來幫助的症狀；而右側的症狀則是我們認為 MHT 可能會有所幫助的症狀。當然，我會根據每位患者的情況來個別管理，但一般來說，為了順利診斷而詢問的問題大多相同。圍停經期的賀爾蒙波動劇烈，所以血液、尿液或唾液的單次測試無法確認診斷結果。因此我會根據患者的症狀來進行診斷（也通常會採用血液檢查來排除其他可能原因）。醫學上，我們稱其為「鑑別診斷」。

如果你記得第一章提到的鴨子理論，這正是診斷任何更年期階段患者所採取的行動；需要醫師投注時間、注意力與用心！

更年期臨床診斷樹狀圖

症狀	
熱潮紅	心理健康變化
夜間盜汗	腦霧
月經不調	心理疾病
性慾降低	睡眠障礙
內臟脂肪增加	皮膚／毛髮／指甲變化
疼痛感	體重增加
泌尿系統症狀	肌肉／關節疼痛
落髮	暈眩耳鳴／眩暈
肌肉量減少	胃腸道變化
骨質疏鬆	口腔灼熱
↓	↓

```
┌─────────────────────────────────────────────┐
│  評估症狀、慢性症狀、檢查症狀記錄、性功能檢查  │
└─────────────────────────────────────────────┘
                      ⬇
┌─────────────────────────────────────────────┐
│                 排除重複症狀                 │
└─────────────────────────────────────────────┘
            ⬇                      ⬇
        甲狀腺評估檢查           不寧腿症候群
        貧血評估檢查             失眠
適當     胰島素阻抗評估檢查      嚴重憂鬱症        適當
地    +  營養素評估檢查          自體免疫性疾病  + 地
處       發炎評估檢查             阿茲海默症        處
理       其他檢查                                  理

┌─────────────────────────────────────────────┐
│                   共享決策                   │
└─────────────────────────────────────────────┘
        賀爾蒙療法              減少壓力賀爾蒙療法
        （效果最佳）            （可能有效）
        非賀爾蒙替代療法        非賀爾蒙替代療法
        營養建議                營養建議
        運動建議                運動建議
        補給品建議              補給品建議
        睡眠優先順序            睡眠優先順序
                                減少壓力
```

更年期

　　雖然更年期（menopause）是許多奇怪症狀的成因，但更年期的三階段本身其實既明確又具體。

定義	從上一次月經來潮後的 12 個月後都沒有月經，你就已進入更年期。這個日期代表你的月經週期與生殖功能已畫下句點。
獨有特徵	更年期是由特定日期所定義，而非特定的徵兆或症狀。
平均年齡	更年期的平均年齡是 51 歲，而正常的更年期範圍為 45 歲至 55 歲之間。提前停經的定義即在 45 歲之前就進入更年期，而早發性停經則是在 40 歲之前就停經。
平均期間	更年期是一個時間點，在最後一次月經來潮的 12 個月後的那一天。

在你踏入更年期的過渡期，而最終進入更年期後，請務必也注意年齡轉變，因為這不僅是生殖功能老化的問題。更年期會加速細胞老化，也與整體健康狀況下降息息相關。根據美國心臟協會在 2020 年發表的聲明所示，進入更年期的年齡較晚，會與壽命較長、骨質密度較高、骨折風險較低，以及心臟病風險的降低等狀況息息相關。由於雌激素具備保護人體的功能，因此該賀爾蒙減少時，在生物學方面會造成影響。這也說明為何要留意月經週期變化，以及可能與圍停經期相關的症狀是否增加；如果這些症狀比預期更早出現時，應積極採取措施進行治療。

停經後時期

如果你完全進入更年期後,有人給你獎勵來慶祝你終於走到這一步,那該多好(我想要一套真的有降溫功能的冷卻床單)……但實際上,你唯一會獲得的只有「停經後時期」(Postmenopause)的獎勵。停經代表人生新階段的開始,會一直持續到你的生命盡頭。你可能不再需要為月經來潮做規劃;如果你已經接受自己停經,這也會帶來意想不到的自由感。我的患者和粉絲告訴我,你對月經的「在意程度」會開始下降,你會學著設立界線,也會優先考慮自己,而非另一半、孩子、工作、父母或兄弟姊妹。你這時也應該對自己更善良、更加充滿愛,也要付出更多。

定義	一旦你過了更年期的時間點,就已經踏入停經後時期:換句話說,就是上次月經後的 12 個月過後。
獨有特徵	血管收縮相關症狀的發生率最高,例如熱潮紅、心悸以及盜汗都可能在此階段,也就是最後一次月經後發生。
平均年齡	更年期後,停經後時期會持續至生命終止。
平均期間	雖然接下來的餘生都會是停經後時期,但根據研究顯示,常見症狀為在最後一次月經過後持續 4.5 年至 9.5 年。

影響自然停經時間的因素

我們沒有魔法水晶球,所以不可能準確預測進入圍停經期或到達更年期的時間(以及何時進入停經後的生活),但仍有些因素可能會有所影響。儘管其中大多數因素是固定不變的(即你無法改變),但如果你是提早停經的高風險人群,請務必瞭解這點,因為這可以讓你採取行動。尤其如果你提早停經或面臨早發性停經的可能性更高時,更應如此。

◎ 遺傳因素

許多研究表明,影響更年期年齡的主要因素是家族史。因此,如果你的母親或近親比正常時間提早或較晚進入更年期,則你的狀況可能會十分類似。雖然基因並不能完全決定更年期的狀況,但可能會發揮重要作用。其他研究發現,與較晚更年期相關的相同基因變異,也與較長的壽命息息相關,這也進一步印證了我們的理解,知道更年期內分泌老化引起系統性老化的方式。

◎ 生育史與月經週期特性

從未生育過的女性,比起曾生育過的女性更容易進入提早停經或經歷早發性絕經。同樣地,初經發生在 11 歲或更早的女性,也更有可能面臨此情況。相較於 12 歲以後才初經來潮且有兩個以上孩子的

女性而言，未曾生育過且初經較早發生的女性，則早發性停經的風險增至五倍，提早提經的風險則增至兩倍。有趣的是，生育次數也可能影響更年期症狀的嚴重程度，研究顯示生育三次以上的女性，更年期症狀比生育一兩次的女性還要嚴重。

你的月經週期長度也會影響更年期到來的時間。具體來說，若月經週期少於 26 天，則可能會比週期較長的女性提早約一年半進入更年期。然而，目前尚未有證據表明，不規律的月經週期對更年期的到來有一致的影響。

生殖週期史與月經週期史皆會影響更年期的時間，這十分合理。當你首次月經來潮時，卵巢會在這個過程中開始排卵，但你的卵子數量是有限的（我會在下一章中更詳細介紹這個過程）。若沒有因疾病或其他健康狀況引起的排卵不正常或中斷，你接下來約 35 年的時間，每月（或接近每月）都會排卵一次。如果你的月經較早開始，或月經來潮頻率較高，則卵子的數量更有可能提早耗盡；也就是會提早進入更年期。如果懷孕過一次或數次，則會跳過數個月的排卵機會（若哺乳時間較長），因而就可以保留那些本應排出的卵子，實際上也會延緩更年期的到來。儘管如此，也請務必記住，上述原因並非影響更年期時間的唯一因素。

◎ 種族／族裔

有項關於更年期年齡與種族／族裔的美國研究中，原住民和黑人女性最早進入更年期，其次是非西班牙裔白人女性，最後才是日本女性。有人推測，這項研究中的時間差異可能與更年期年齡的基因連結有關；但同時也很難與社會經濟、生活方式和其他社會因素的影響分隔開來。舉例來說，研究人員分析黑人女性與白人女性的更年期經驗時，發現結構種族主義的因素（如醫療服務與品質的差異），就會導致兩組受試者在容易導致提早進入更年期的各種狀況，發病率有所不同；也可能導致黑人女性進入更年期的時間比白人女性提早了 8.5 個月。此外，黑人女性更容易發生熱潮紅和憂鬱的症狀，但獲得的治療選擇卻更少。

我們無法改變基因對何時進入更年期的影響，但我們可以，也必須針對由可控因素引起的不平等狀況加以改革：例如人人都能平等獲得品質優良的更年期醫療服務，其中包括治療選擇的討論機會。每個人不但都有機會改善更年期生活品質的問題，更有機會縮小壽命差距。研究已明確指出，熱潮紅發生機率更高，與癡呆、中風和心臟病的風險增加息息相關。這代表黑人女性更容易受到這些疾病的影響。值得慶幸的是，隨著資訊與資源增加，社會也逐漸更加關注長期以來的問題與包容性。

◎ **體重與身體質量**

研究顯示，體重會對女性自然進入更年期的年齡造成影響。若女性體重過輕，或在青年與中年時期的身體質量指數（BMI）偏低，提早進入更年期的風險較高；而體重或 BMI 較高的女性則更可能較晚進入更年期。表面上看來，這似乎代表體重較重可能會帶來一些益處，因為較晚進入更年期可以延長雌激素的運作時間與保護作用。然而，體重過重，特別是腹部周圍的脂肪過多，可能會抵消較晚進入更年期帶來的益處，因為這些脂肪會轉變為造成心臟病風險的因素，如血脂異常（高膽固醇）、血糖失調和發炎。因此，這些研究的結果代表，保持健康的體重，既不過輕也不過度肥胖，最有可能為生殖系統和整體健康帶來益處。

◎ **進入更年期前的心血管健康**

如果在 35 歲前曾經歷心臟病史，如心臟病發或中風，則提早進入更年期的機率會翻倍。這代表，高膽固醇、高血壓、糖尿病與肥胖等健康問題會導致女性提早進入更年期而非延後。有種觀點認為，這些風險因子會導致動脈內形成硬塊（即動脈粥狀硬化），降低血液流向身體的能力。當流至卵巢的血液受限時，會對生殖賀爾蒙所需的細胞和組織造成損害，進一步影響卵泡（內含卵子的結構）無法正常發育，最後導致提早進入更年期。簡而言之，心臟病的風險因子可能會藉由對血流和卵巢生殖功能的影響，導致提早進入更年期的發生。

◎ 身體活動、飲食與飲酒

已經確定的是，定期運動、均衡飲食和限制飲酒量是十分良好的健康習慣，但這些生活方式是否會影響進入更年期的年齡？目前沒有一致的科學證據表明會有所影響。然而，我們確實需要更多研究來深入瞭解這個領域。可以肯定的是，這些良好習慣在圍停經期和停經後時期都能帶來很大的益處，我在書中更年期工具箱的部分會詳細介紹這些益處。此外，有鑑於這些習慣與心臟健康之間的關係，可以為女性提供整體保護作用。

◎ 抽菸

研究已證實抽菸與提早進入更年期是有關聯的。抽菸者比不抽菸的人提早約 1 年進入更年期。對於目前有抽菸習慣或曾經抽菸的女性而言，該習慣持續的時間越長、強度越高，則提早進入更年期或面臨早發更年期的風險也越大。

◎ 虐待史

2020 年發表於《更年期》期刊的一項研究揭露了令人震驚的事實：隔代間的虐待行為與更年期年齡兩者之間存在關聯。該研究特別指出，曾遭受身體虐待且其子女遭到性虐待的母親，進入更年期的時間比沒有虐待史或子女不曾遭虐待的母親提早了近 9 年。雖然目前尚無定論，但研究人員認為，這可能與身體對創傷反應的累積影響息息

相關。創傷反應包含壓力賀爾蒙的反覆釋放，這會抑制免疫系統的運作並加速生殖系統老化。對創傷影響的調查若繼續進行，我們將能進一步認識到創傷對整體健康有何嚴重的影響。

◎ 服用口服避孕藥抑制排卵

卵巢內含有未成熟的卵子，稱為卵母細胞，每次排卵皆會消耗直到用罄為止。有理論認為，服用口服避孕藥可以減少卵母細胞的消耗，從而有機會延遲更年期的到來。這種理論稱為「卵母細胞節約假說」，但尚未獲得足夠科學支持，故不足以推薦使用口服避孕藥來預防早發性更年期。然而，有證據顯示，女性開始服用口服避孕藥的年齡，可能會和口服避孕藥對更年期時間的潛在影響有所相關。在至少兩項可信的研究中，研究人員發現，25 至 30 歲之間開始服用口服避孕藥的女性，早發性更年期的風險明顯低於 31 歲或更晚才開始服用口服避孕藥的女性。

其他影響進入更年期時間的因素

有些女性可能會在自然進入更年期前喪失卵巢功能。這通常是因為在進入更年期前接受了卵巢切除手術、經歷了用於治療危及生命疾病的化療或放療，或是與卵巢早衰有關。我們會在下文中簡要討論這些情況，但這些都會導致賀爾蒙在自然進入更年期前減少，並加速某

些相關症狀和健康風險的發生。

◎ 子宮切除術

即使在子宮切除術後保留了卵巢，卵巢的血液供應仍會受到影響。與未接受子宮切除術的女性相比，曾經歷手術的女性進入更年期的時間會提前約 4.4 年。

◎ 單側卵巢切除

需要切除一側或雙側卵巢可能有多種原因，例如卵巢囊腫、膿腫或癌症。如果切除了雙側卵巢（即雙側卵巢切除術，請參見下方說明），則會立即進入更年期。切除一側卵巢稱為單側卵巢切除術。在更年期前進行此手術，會使更年期提前約 1.8 年。患者年齡越小，此手術對進入更年期年齡的影響越明顯。切除一側卵巢會導致早發性更年期，因為卵子的數量有限，切除一側卵巢相當於失去了剩餘卵子的一半。

◎ 手術誘發的更年期

手術誘發的更年期是由雙側卵巢切除術（即透過外科手術切除兩側卵巢）所引起，突然且永久的更年期。這種手術可能是為了治療卵巢癌、良性腫瘤或子宮內膜異位症。若因遺傳因素導致卵巢或乳腺癌風險增加，或攜帶如 BRCA1、BRCA2 或 HNPCC 等突變的基因，也

可能會選擇進行雙側卵巢切除術。

手術誘發的更年期是一個大問題。若未經治療，會導致賀爾蒙的變化突然且劇烈，可能會帶來嚴重後果，包括整體死亡率增加 28%、心臟病發病率增加 33%、中風的風險增加 62%、認知功能障礙風險增加 60%、情緒障礙風險增加 54%，以及骨質疏鬆與骨折風險增加 50%。

因此，若因疾病或身體不適而需在更年期前切除卵巢，請務必向醫師確認這是最佳且唯一的治療選擇，此外也要搭配治療更年期症狀的積極計劃。尤其是如果在進行子宮切除術時（移除子宮），欲接受醫師建議進行此預防性手術（即切除健康卵巢），請謹慎考慮。這種做法已過時，而目前我們也知道，在大多數情況下，保留卵巢所帶來的健康益處遠大於卵巢癌的潛在風險。當然，每位患者的情況都大不相同，你應該直接問：「切除卵巢的好處是否大於風險？」如果手術會帶來生命危險，答案顯而易見。但其他情況可能更加複雜，因此選擇時請慎重考慮，然後再同意進行雙側卵巢切除術。

若已進行雙側卵巢切除術，或發現自己需要在更年期前進行此手術，請務必與醫師討論是否採用 MHT。研究顯示，若女性在更年期前進行雙側卵巢切除術，採用 MHT 能減少心血管疾病的風險；藉由減緩因雌激素突然缺失所引起的動脈粥狀硬化加速過程，可能可以實現此目標。此外，研究也顯示，在更年期後的前 5 年內開始採用 MHT，並持續使用至少 10 年，則可改善認知功能衰退的症狀（相關

細節見第六章）。

◎ 化學誘發的更年期

化學誘發的更年期可能是由化療、放射性治療或抑制賀爾蒙的療法所導致。此類更年期可能是暫時的，也可能是永久的，這取決於多種因素：患者的年齡、治療的強度與持續時間，以及使用藥物的種類。

再次強調，請務必與醫師討論是否選擇使用 MHT，或是否採用其他預防方案來減少更年期泌尿生殖系統綜合症（即許多女性在更年期前後所面臨的生殖與泌尿道症狀和身體變化），以及骨質疏鬆症的風險，並能確定有何選擇可以用於緩解熱潮紅、夜間盜汗和睡眠中斷等症狀。我們將在「更年期工具箱」一節中進一步討論這些話題。

◎ 卵巢早衰

卵巢早衰（POI）是指卵巢在 40 歲前即功能停止。這種情況也可能稱為自發性或特發性卵巢早衰，或是早發性卵巢衰竭。不過，「卵巢功能不足」一詞更為準確，因為患有 POI 的女性可能會間歇分泌雌激素，也會排卵，因此並不是真正的「衰竭」。POI 是因為卵泡衰竭或功能障礙所引起，可能產生與更年期相同的症狀，包括熱潮紅、夜間盜汗、性交疼痛、失眠、情緒波動及憂鬱症狀。

若患者確診 POI，可能會經歷強烈的情緒起伏與心理症狀。這些體驗往往會伴隨著困惑與震驚，是因為得在 40 歲前就面臨慢性生殖

與賀爾蒙功能的障礙。如果在努力懷孕後確診POI，出現的這些情感可能更為強烈。

我們尚未完全瞭解卵泡過早失能的背後原因，但目前的科學研究顯示，POI可能與遺傳因素息息相關。此外，以下情況亦可能誘發POI：

- 化療與放療
- 自體免疫疾病，如甲狀腺疾病、艾迪森氏病（Addison's disease）、類風濕性關節炎
- 基因異常，如透納氏症（Turner syndrome）或X染色體脆折症（Fragile X Syndrome）
- 天生卵泡數量較少
- 代謝疾病
- 接觸毒素，例如香菸煙霧、化學物質或殺蟲劑

實際上，卵巢早衰會在女性年輕時造成雌激素喪失，也無法再享有保護作用，因此增加心臟病、骨質疏鬆及認知功能下降的風險。對於確診POI的女性而言，務必找到能提供支持且態度積極的醫師來制定治療計劃，藉此應對顯而易見的健康風險。適合的計劃應包括：

- 賀爾蒙替代療法（若患者適合）
- 持續運動，尤其可以進行阻力訓練，藉此減緩肌肉流失的問題

（這是確診 POI 的已知症狀）

- 心理支持，例如轉介至專業為不孕症及生殖健康相關問題的心理治療師
- 社交支持，來自互助團體或線上倡導組織的鼓勵
- 諮詢不孕症醫師（如適合），探討懷孕的其他選擇，如採用捐卵的可能性

儘管卵巢功能過早喪失，也務必要記住，我們生為人的價值遠超卵巢與分泌的賀爾蒙。每個人都應享有與他人同等的預防措施與前瞻指導。

更年期地圖

若生而為女性，最終都會迎來更年期。我們所走的道路可能各有不同，但人人都不該感到徬徨無助。希望我對更年期過渡階段，以及各種因素如何影響更年期時程的理解，能為你照亮前行之路。

第六章
更年期時，你的身體怎麼了？

大約 52 歲時，我開始出現更年期症狀，55 歲時停經。那 3 年簡直是煎熬。出現了非常嚴重的症狀，因此我去看了心臟科、風濕科、婦科以及泌尿科。男性家庭醫師想讓我服用抗憂鬱藥物，但他似乎完全不瞭解更年期有何情況。最後我去看了更年期專科醫師，並開始使用賀爾蒙替代療法，也就是使用雌二醇貼片並口服黃體酮藥物。這個療法真的拯救了我。在開始治療的一週內，熱潮紅、夜間盜汗、心悸或關節疼痛的症狀都消失了，情緒起伏也有所緩和；此外，我的疲勞感減輕，精神變好，失眠症狀也消失了。這讓生活品質提升了一千倍。每位女性都應該瞭解缺乏雌激素對身體的影響。若失去雌激素，對健康真的非常有害。

——卡倫 M.

更年期的到來會引發許多不同的情緒。有些女性感到欣喜若狂，

因為以後不會再受月經所擾：不再需要使用衛生棉或衛生棉條，也不必擔心經前症候群、經痛或懷孕風險！但也有些女性的感覺截然相反：她們惋惜逝去的生育年華，也對更年期這個明顯的老化徵兆感到沮喪，渴望回到年輕生活。而也有人的心態模稜兩可。你知道我在說誰，就是那個喜歡說「事情就是這樣」的朋友，往往會讓你想翻白眼，或把你氣得咬牙切齒。

雖然不太想承認，但那位朋友是對的，事情就是這樣沒錯。我們的身體機能有限，生育年齡也有限，所以想與之對抗實在徒勞。然而，瞭解身體在圍停經期與更年期期間有何變化，並採取行動及養成習慣來保護自己甚至延長壽命，絕對是有其益處。

你不需要全盤瞭解更年期才能獲得所需支持。但對此有個相對詳細的理解會很有幫助，特別是導致更年期內分泌系統變化的因素為何，以及這些變化對身體有何重大影響等主題。許多醫師往往會以「這個主題十分複雜，或大眾對更年期掌握的資訊不足」等作為藉口，迅速忽略你的症狀，不提供任何可能的解決方案。

我聽過非常多幾乎相似的患者經歷，內容大致如下：你去看婦產科，因為出現了令人困擾的全新症狀（很可能是圍停經期的症狀）。在你還有生育能力的時候，這位醫師對你照顧有加，不但為你進行子宮頸抹片檢查、指導如何避孕，也許還協助你平安度過懷孕和分娩，甚至為你進行過一兩次手術。但這次來診所，你的症狀無法得到相同關注，反而遭到忽略。醫師告訴你，他們無能為力，你只能堅強撐過

去。因為症狀還在，所以你只好轉診，請另一位善解人意的醫師協助。他認真傾聽你的困擾，但卻未能正確診斷出圍停經期（答案顯而易見），卻診斷出其他病症：包含腎上腺疲勞、寄生蟲感染、缺乏維生素、亞臨床甲狀腺疾病、毒素堆積等等！接著醫師會推薦你一套「補充劑」的方案，或所謂的「排毒系統」，據說可以調節賀爾蒙，但每月需要花費至少數百美元。雖然缺乏維生素和亞臨床甲狀腺疾病的確是真實的疾病，但卻都十分罕見，更多時候是遭到誤診。於是，在你花費了數百甚至數千美元後，症狀卻依然存在，甚至感覺更糟。因為你不但沒有好轉，還甚至開始懷疑自己：是不是一切全都是我自己想像出來的？

如果這不是你的經歷，那麼你應該慶幸。但不幸的是，這種情況非常普遍。

那麼我們可以做些什麼，才能保證你不會經歷這種情況，或者至少不會再次面臨相同情形呢？我們可以攜手合作。我可以做的，就是協助你能獲得關鍵資訊。擁有資訊，就像是擁有讓你在醫師將你請出門前，伸出腳卡住門的那份底氣，讓你能阻止他們。利用在此學到的知識，為自己爭取權益，並參考更年期中最適合你身體的選項做出明智決定。

卵巢

卵巢是杏仁狀的腺體。你天生就擁有兩個卵巢，內部存放著可供應一輩子的卵母細胞，也就是未成熟的卵子，通常數量在一百萬至兩百萬顆之間。到了青春期，數量已減少到大約 30 萬至 40 萬顆卵母細胞。這些小卵母細胞會待在充滿液體的囊泡（即卵泡）中，直到月經週期來臨時開始發揮功效，可能成為該月的主要卵泡。

卵巢如何運作

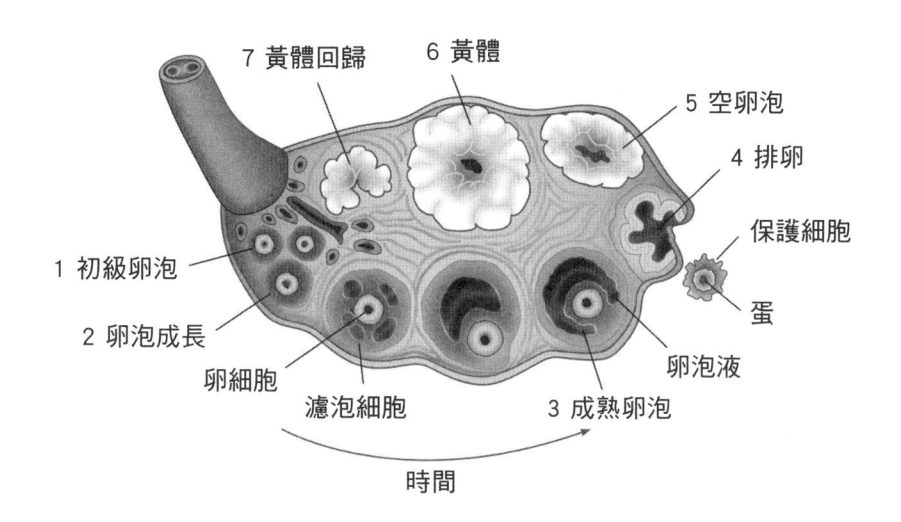

1 初級卵泡
2 卵泡成長
卵細胞
濾泡細胞
3 成熟卵泡
4 排卵
5 空卵泡
6 黃體
7 黃體回歸
保護細胞
蛋
卵泡液
時間

月經週期的階段

月經週期由四個階段組成，每月為懷孕替身體做準備，包含：月

經期、濾泡期、排卵期和黃體期。這整個過程極其複雜，猶如一場交響樂，需要許多不同的「演奏者」完美奏出各個音符，才能讓演出圓滿成功（請參考下圖）。若能瞭解此過程在生育年齡時如何運作，能幫助你在進入圍停經期與停經後時期之時，更能辨認身體的變化。

根據月經週期階段劃分的賀爾蒙變化

Draper CF, Duisters K, Weger B, et al. Menstrual cycle rhythmicity: metabolic patterns in healthy women. Science Reports 2018;8:14568. doi: 10.1038/s41598-018-32647-0.

1. 月經期（第1～5天）：完整月經週期從月經來潮開始。在這個過程中，每個月身體會排出增厚子宮內膜的組織、血液和黏液。

若月經來潮，代表上個月排出的卵子並未導致懷孕，因此雌激素和黃體酮不再需要為懷孕做準備，所以會在此階段下降。

2. 濾泡期（第 6 ～ 14 天）：在此階段，卵巢會釋放雌激素來增厚子宮內膜，為懷孕做準備。接著，腦下垂體會釋放濾泡刺激素（FSH），刺激卵巢內的卵泡開始生長。只有某些卵泡群會生長，其中也只有一個卵泡會成為主要卵泡（除非是雙胞胎），發育為成熟卵子。卵泡內的顆粒細胞和卵泡膜細胞會分泌雌激素和睪固酮，推動卵泡生長。

3. 排卵期（大約第 14 天）：由腦下垂體釋放的黃體化激素（LH）大量增加，刺激主要卵泡釋放出成熟卵子，此過程稱為「排卵」。排空的卵泡隨後塌陷，形成黃體（意為「黃色的個體」），這個臨時腺體會分泌雌激素與黃體酮，藉此增厚子宮內膜。

4. 黃體期（第 15 ～ 28 天）：成熟的卵子穿過輸卵管移至子宮，可能會與精子結合受精。若卵子受精並著床於增厚的子宮壁，就會懷孕。若無，則黃體細胞會開始解體，黃體酮和雌激素下降，導致子宮內膜變薄，不久後就會進入月經期。此時賀爾蒙降低，可能會引發經前症候群（PMS）的症狀。

這個精密又絕妙的循環會持續約 30 至 35 年，除非因懷孕、疾病或其他健康狀況而導致週期中斷。

卵巢如何停止運作

隨著年齡增長，生育能力也會逐漸減退。在這段期間，每次的月經和排卵會讓卵泡逐漸減少，而每年卵子的品質也會下降。卵巢功能逐步減弱，導致賀爾蒙分泌不再穩定，身體對賀爾蒙信號的反應也會有所減少。這種功能下降會不斷持續，導致月經週期紊亂，並出現賀爾蒙減少的症狀。這可能代表你已進入圍停經期，也就是更年期的過渡階段，並可能造成月經不規則、熱潮紅、焦慮感增加，以及心悸等症狀。

簡單來說，後續會發生的情況是：卵巢功能持續減退；月經週期紊亂可能變得嚴重、時間更長；症狀也有可能加重，直至完全喪失卵巢功能。卵巢功能停止後，月經週期和性賀爾蒙的分泌也將永遠停止，代表你進入了更年期。

當然，實際情況並非如此簡單。生殖系統進入「退休」狀態後，賀爾蒙活動十分複雜，難以在本章完整說明。但我認為，若能對賀爾蒙變化有基本的瞭解，就可以消彌更年期症狀的些許神秘感。

- 卵巢中的卵子耗盡後，賀爾蒙就會開始波動。卵子數量減少代表包圍卵子的卵泡細胞數量減少，這會導致雌激素、黃體酮和部分睪固酮的分泌減少。

- 大腦中的下視丘感應到血液中的雌激素降低，所以釋放出性腺

激素釋放素（GnRH）作為回應。

- 這種賀爾蒙會刺激腦下垂體分泌更多的濾泡刺激素（FSH）和黃體化激素（LH），藉此刺激卵泡生長與排卵。

- 若雌激素和黃體酮仍然偏低（卵巢功能衰退時就是這種情況），FSH 和 LH 則會持續增加（就像你不斷重播，希望對方接電話一樣：我知道他們在，為什麼不接？）。

- 身體試著找到分泌雌激素的辦法，但已無計可施。卵巢中的卵泡數量持續減少，剩餘的卵泡對刺激性賀爾蒙的反應也會隨著年齡增長而逐漸降低。

- 雌激素急劇下降會導致熱潮紅和排卵中斷，也會引發其他無法預測的症狀。

「雌激素相對優勢」與「賀爾蒙失衡」的真相

某些整合醫學領域的醫療人員使用「雌激素相對優勢」或「賀爾蒙失衡」這些術語，來簡化對排卵不規律或其他症狀的解釋。採用這些術語，是因為即便在健康的月經週期中，賀爾蒙的波動也十分複雜，難以簡單描述。然而，需要明白的是：這些術語所謂的「雌激素升高」並非事實。實際上，問題在於雌激素沒有受到黃體酮的平衡作用影響。換句話說，即雌激素的分泌量較黃體酮高。須注意的是，「雌激素相對優勢」和「賀爾蒙失衡」等術語並非所有專業醫療人員都承認或有使用。這些術語通常過

於籠統，無法用於臨床診斷，也不足以讓醫師能夠制定治療計劃，更無法揭露問題的根本原因。

若你是因為症狀疑似賀爾蒙紊亂或失衡來我的診所，我的診斷範圍可能會包括：多囊卵巢綜合症（PCOS）、子宮內膜異位、甲狀腺疾病，以及更年期等。我會將基因遺傳、環境或生活方式因素，以及生殖系統老化（例如更年期）等潛在原因納入考量，並與你一同排除潛在醫療問題。我絕不會只告訴你，這只是由於「賀爾蒙失衡」所造成的。市場上充斥著大量產品與服務，聲稱可以治癒賀爾蒙失衡及相關症狀（如疲勞、體重增加、情緒不穩與性慾低下），因此我理解這可能會造成困惑。事實上，這些產品大多未經監管，廠商所宣稱的效果和做出的承諾通常不需醫學研究支持；其中大部分產品甚至可能完全無效卻又價格昂貴，且可能有安全隱憂。我建議別碰這些產品，轉而尋求受過更年期專業訓練的醫療人員提供協助，幫助你解決問題。

更年期的健康風險

如前所述，卵巢功能喪失及伴隨更年期的不適症狀（我們會在第三部分討論這些症狀）都是自然現象，但並非卵巢衰竭唯一需要注意的「副作用」。無論是否有症狀，進入更年期都會讓罹患一系列疾病

和出現健康問題的風險增加。隨著雌激素下降，這些風險就會隨之增加（並加上因年齡引起的其他風險）。

雌激素是一種極具保護作用的賀爾蒙，但在進入更年期後減少時，我們就失去了這層保護。沒有雌激素的介入，壓力賀爾蒙（如皮質醇）及其他促發炎因子變得更活躍且具有破壞能力。正因如此，有些研究人員將更年期的轉變稱為一種「發炎事件」。此事件造成了身體內部的全身慢性發炎，不但影響多個器官系統，更讓更年期相關的健康風險明顯上升。更年期會讓你面臨更高風險的健康問題包括：

- 骨質疏鬆症
- 冠狀動脈疾病
- 胰島素阻抗和糖尿病前期
- 神經發炎
- 內臟脂肪增加
- 肌肉量流失（肌少症）

我不斷強調與醫師討論賀爾蒙替代療法十分重要的原因，主要是考慮到這些嚴重的健康問題。雌激素替代療法可以對這些情況產生預防作用。儘管控制症狀可能是你考慮使用 MHT 的原因，但造成更廣泛的健康影響應該是更具說服力的理由，讓你瞭解自己是否適合接受此療法。現在讓我們一同更深入瞭解這些狀況。

骨質疏鬆

骨質疏鬆症是一種會不斷惡化的骨骼疾病，患者的骨骼脆弱且易於斷裂。骨骼強度與質量本來就會隨著時間自然退化，但年輕時，身體會努力對抗退化，更新骨骼強度並維持質量。然而隨著年齡增長，骨骼的更新速度減慢，但退化速度並未減緩，因此最終可能演變為骨質疏鬆，特別是患者擁有其他風險因素時更是如此。若罹患骨質疏鬆，會使髖部、脊椎或手腕等部位的骨折風險增加。對於年輕人而言，這些傷害可能只是生活中的小小不便，但對於長者來說，則可能危及性命。最需注意的是髖部骨折：根據《內科醫學期刊》（*Internal Medicine*）的一項研究發現，65 歲及以上的成年人中，有三分之一在髖部骨折後的 12 個月內死亡。

女性罹患骨質疏鬆的機率是男性的四倍，通常是由於更年期時缺失雌激素所導致：雌激素對於減緩骨質疏鬆扮演重要角色。骨骼組織中含有雌激素受體，需要雌激素的刺激，才能促進骨骼的形成並增加骨骼質量。更年期時，雌激素急遽下降，加速骨質流失，進而導致骨骼變得脆弱。有 40% 至 50% 的停經後女性在一生中，會因骨質疏鬆而造成骨折。研究還發現，血管運動症狀（如熱潮紅和夜間盜汗）與骨質密度較低、骨質疏鬆，甚至骨折之間息息相關。

◎ 瞭解風險

有幾個步驟可以預防骨質疏鬆，或在不幸罹患這種嚴重的骨骼疾病後採取保護措施。其中最重要的是，如果曾有髖部、脊椎、肩部、骨盆或手腕骨折的疾病史，或有其他風險因子，請務必進行骨質疏鬆檢測。其中關鍵的風險因子包含：骨架小（體重小於 57 公斤或更輕）；提早進入更年期；抽菸或過度酗酒（每日飲酒量超過兩杯）的疾病史；每日使用皮質類固醇、甲狀腺藥物、抗凝血藥物或其他免疫抑制藥物；曾經歷減重手術；曾經歷特定的慢性疾病（如腎衰竭、風濕性關節炎與肝臟相關疾病）。

◎ 瞭解身體數值

骨質疏鬆最常見的檢查是骨密度或 DEXA 掃描。大多數的醫療保險方案會從 65 歲開始提供此項檢查。但若你擁有上述一項或多項風險因子，可能有資格提前檢查。即便保險並未給付檢查費用，我也強烈建議你自費完成檢查。再推廣一下 DEXA 掃描：這項檢查會衡量肌肉質量與 DEXA 掃描還能測量肌肉質量和內臟脂肪：請參閱第 105 頁的「內臟脂肪的增加」段落。

若發現骨質密度降低，越早確認這個狀況，就越有機會能採取積極措施來減緩骨質流失，並保護自己免受骨折之苦。骨折會帶來極大不便與昂貴的醫療成本，應盡力避免！

◎ MHT 如何提供協助

我會在更年期工具箱裡說明骨質疏鬆的預防和治療策略，但值得注意的是，醫學已證實賀爾蒙替代療法能保護更年期的骨骼健康。有項於 2021 年發表的研究報告指出，雌激素療法可能有助於預防骨質流失，並能降低 20% 至 40% 的骨折風險。若在更年期後的前 10 年內開始使用，效果尤為顯著。此外，睪固酮療法也可能發揮一定作用，因為研究也顯示，血清睪固酮的多寡與圍停經期和提早進入更年期女性的骨質密度呈現正相關（不過這方面仍需更多研究）。我會在下一章討論，該如何判斷自己是否適合採用賀爾蒙療法，以及如何與醫師進行相關討論。

冠狀動脈疾病

冠狀動脈疾病是一種特定類型的心血管疾病。由膽固醇和脂肪組成的硬塊在動脈中堆積時，流向心臟的含氧血液量會減少，造成此種疾病發生。血流量減少可能會損害心臟功能，並增加血栓和心臟病發作的風險。

冠狀動脈疾病是女性死亡的主要原因，而罹病風險在大約 55 歲時開始增加，即大多數女性已經進入更年期，或即將進入更年期的年齡。風險增加與進入更年期的時間點重疊並非巧合，因為目前已知，更年期會造成總膽固醇、低密度脂蛋白（LDL）和三酸甘油酯升高，

而這些都是心臟病的已知風險因子。（如果你在更年期的過渡期間發現自己的膽固醇突然升高，你並不孤單！）在更年期期間，由於雌激素和黃體酮下降，身體也會出現一系列令人擔憂的變化，會對血管功能造成負面影響。若雌激素和黃體酮減少，血管會更容易收縮；肝臟開始分泌過多凝血蛋白，增加血栓的風險；而內皮細胞（此細胞排列形成血管內壁）所分泌的激素減少，對於幫助血管系統放鬆並保持血流順暢的功能造成影響。上述因素結合起來，對心臟健康構成了嚴重威脅。

◎ 瞭解風險

若有以下情況，則可能面臨較高的冠狀動脈疾病風險：

- 有心臟病家族史
- 患有高膽固醇、糖尿病或高血壓
- 目前或過去有抽菸習慣，或長期暴露於二手菸的環境
- 長期暴露於空氣污染或其他環境毒素
- 體重過重或肥胖
- 缺乏體力

此外，有些與更年期相關的因素與風險增加息息相關。若在 40 歲前進入更年期，相較於 45 歲或更晚進入更年期的女性，罹患心臟病的風險顯著增加。若因手術的緣故提早進入更年期，或者曾經歷嚴

重更年期症狀，如熱潮紅和夜間盜汗，風險也會更高。

◎ 瞭解身體數值

冠狀動脈疾病最令人擔憂的地方在於：（1）在造成血管破裂或血流阻塞之前，通常不會出現症狀；（2）目前沒有一套完善的檢查。但這並不代表完全沒有檢查可採用：年度健康檢查通常會包含血壓、體重和膽固醇檢查，若上述指標過高，都可能增加心臟病的風險。

但這些檢查的效果並不佳，因為無法提供動脈狀況的詳細圖片。冠狀動脈鈣化分數測試的效果更佳，這是電腦斷層掃描（CT）檢查，目的是觀察冠狀動脈中可能存在的鈣化或硬塊堆積狀況。冠狀動脈鈣化的分數檢查可判斷是否罹患冠狀動脈疾病，或罹患該疾病的風險。

若你已年過40，並首次考慮使用賀爾蒙療法，且冠狀動脈疾病的風險因子有顯著升高，那麼我認為在開始使用任何藥物之前，進行冠狀動脈鈣化分數檢查十分有必要。若保險並未給付這項檢查的費用，我建議你考慮自費檢查。

◎ MHT 如何提供協助

對於年齡小於60歲且處於或接近更年期（距更年期不超過10年）的女性而言，賀爾蒙替代療法可顯著降低心血管疾病的發生率與因各種原因導致的死亡率。然而，若在更年期後10年以上才開始採用MHT，則罹患心血管疾病的風險可能會增加；若已經超過20年，風

險會進一步升高。這種明顯差異是時間假說的一部分，此假說認為採用賀爾蒙療法的起始時機點至關重要（可回顧第三章第 45 頁來瞭解更多相關內容）。重要結論是，若將 MHT 用作多種疾病的預防工具，效果最佳，尤其是對心血管疾病的預防效果更是出色。

胰島素阻抗

胰島素是一種由胰臟分泌的激素，讓細胞將攝取的食物轉為養分；在新陳代謝功能中，其重要性無可取代，可以說是維持身體運行的引擎。當新陳代謝處於巔峰狀態時，運作方式大致如下：

- 進食後，胃和小腸將食物轉化為葡萄糖（血糖）。
- 胰臟分泌胰島素，向細胞發出訊號，使用葡萄糖作為養分。
- 細胞接收到訊號後，允許養分進入並使用，藉此清除血液中的葡萄糖。
- 胰臟停止分泌胰島素，直到下次進食或飲水為止。

若細胞對胰島素的敏感度降低，此運作過程可能會被打亂，這就是胰島素阻抗發生時的情況。若發生胰島素阻抗，身體的細胞對胰島素的反應減弱，導致血糖升高。如果血糖長期處於升高狀態，則可能引發慢性低度發炎。

我常說胰島素阻抗是新陳代謝功能失調的第一步，因此我們必須

認真對待。若未能加以控制，胰島素阻抗可能會造成前期糖尿病的發生，進而發展為第 2 型糖尿病。胰島素阻抗也被認為是通往代謝症候群的門檻，代謝症候群這種疾病會導致第 2 型糖尿病、冠狀動脈疾病和中風的風險顯著增加。代謝症候群包括血糖與三酸甘油酯升高、高密度脂蛋白（HDL）膽固醇偏低，以及發生高血壓的狀況。

女性處於更年期的過渡期間時，雌激素會下降，因此更容易導致胰島素阻抗。雌激素在葡萄糖的代謝中扮演重要角色，若缺失該激素，會造成新陳代謝功能紊亂。因雌激素減少而導致的胰島素阻抗風險與年齡無關，這代表即使是提早進入更年期的年輕女性，也可能面臨胰島素阻抗的風險。

也許你不相信，但我認為胰島素阻抗是一個特別機會，可以為身體矯正新陳代謝；在發展為前期糖尿病與第 2 型糖尿病前，要讓胰島素的敏感度恢復如常會相對容易得多。

◎ **瞭解風險**

腹部肥胖（即內臟脂肪過多）與身體活動量不足，是造成胰島素阻抗的主要風險因子。若患有多囊卵巢綜合症（PCOS）、睡眠呼吸中止症或脂肪肝相關疾病，風險也會有所增加。若服用某些降血壓藥、類固醇與治療精神疾病或 HIV 等藥物，也可能更容易出現胰島素阻抗的情形。庫欣氏症候群和甲狀腺機能低下症等病症也會增加風險。

◎ 瞭解身體數值

每年定期的血液檢查報告無法檢測出胰島素阻抗，早期症狀可能也不明顯。然而，如果胰臟因胰島素阻抗而分泌更多胰島素，且胰島素持續偏高，則會造成三酸甘油酯升高，並發生高血壓的狀況。若上述情況出現其中一種，或者 HDL 膽固醇偏低，那麼就可能具備代謝症候群的症狀，胰島素也很可能偏高。在這種情況下，需要密切注意血糖。在臨床中，我會為所有患者檢查空腹血糖和糖化血色素（HbA1c），若有特定風險因子，我會檢查空腹時的胰島素並計算胰島素阻抗指數（HOMA-IR），然後再進一步採取相關措施。HOMA-IR 是計算空腹胰島素和葡萄糖得出的分數。如果你認為自己可能有胰島素阻抗的風險，我建議可以為自己爭取，要求醫師進行此項檢查。

◎ MHT 如何提供協助

雖然此領域的研究仍在發展中，但近期研究顯示，雌激素療法可能對停經後女性的胰島素阻抗具有保護作用。其他研究也發現，接受賀爾蒙療法的女性罹患第 2 型糖尿病的機率，比未使用 MHT 的女性低了 20%。但我仍認為，在能更廣泛使用 MHT 來降低胰島素阻抗和其他代謝疾病前，還需要更多研究的支持。在此之前，善用生活方式來逆轉或降低胰島素阻抗的風險，確實十分重要。我常常建議患者從營養均衡和運動開始著手，我會在「更年期工具箱」中詳細說明細節。

神經發炎

神經發炎通常發生於大腦或脊髓，可能會損害對認知功能相當重要的神經細胞。若是慢性神經發炎，反覆損傷會使大腦的聯絡管道出現混亂，甚至可能形成與阿茲海默症相關的硬塊。

女性罹患阿茲海默症的機率是男性的 2 倍。長期以來，人們將此現象歸因於女性壽命比男性長，而阿茲海默症的風險會隨年齡增長而增加。然而，新興研究發現了另一個影響因素：女性在更年期的過渡期間所經歷的劇烈賀爾蒙變化。這些變化，特別是雌激素減少，會使神經發炎的狀況惡化。此外，根據神經科學家麗莎・莫斯科尼醫師的研究，雌激素減少也會加速女性大腦的老化。莫斯科尼醫師是威爾康奈爾醫學院暨紐約長老會醫院女性大腦倡議與阿茲海默症預防計畫的主任。這種大腦老化可能會導致女性在更年期過程中，罹患阿茲海默症的風險增加。雌激素減少也可能是其他認知相關疾病和障礙，如多發性硬化症（自體免疫疾病，免疫系統會攻擊大腦與脊髓）、偏頭痛和重度憂鬱症對女性影響較大的原因。

◎ 瞭解風險

若患有高血壓、高膽固醇、心臟病或第 2 型糖尿病，則神經發炎的風險會增加。這些病症具有促炎性，可能直接損害心臟和血管的健康，而血管的功能是將氧氣運送到大腦。

隨著年齡增長，罹患阿茲海默症的風險也會增加；如果有兄弟姊妹或父母診斷出患有該疾病，風險會更高。此外，拉丁裔和非裔美國人患阿茲海默症的風險也相對較高。

◎ 瞭解身體數值

幾乎所有經歷更年期過渡期的人都會遇到神經發炎的狀況，其中也包括大腦發炎。這是雌激素減少所帶來無法避免的後果，而雌激素在調節發炎中扮演著至關重要的作用。此外，雌激素對某些神經功能的管理也相當重要。因此，更年期可能會影響清晰思考、專注、冷靜以及其他與大腦相關的能力和行為。

遺憾的是，目前尚無有效或經核准的檢測來查出神經發炎的情況。然而，我們可以藉由觀察更年期與大腦相關的症狀（如腦霧、健忘、焦慮和憂鬱）的嚴重程度，在某種程度上可以透過非科學的方式衡量身體對雌激素減少的認知反應。大多數女性會以不同程度經歷這些症狀。莫斯科尼醫師解釋道：「當考量到許多更年期症狀（包括熱潮紅、憂鬱、焦慮、睡眠障礙甚至腦霧等）其實是源於大腦而非卵巢時，這一點並不令人驚訝。」

通常，隨著雌激素穩定下來，症狀就會有所改善，你也會發展出一種停經後常態（但不太可能恢復到停經前的狀態）。然而，對於某些女性，可能會在認知能力下降方面出現進一步惡化，最終導致失智症的診斷。若你是阿茲海默症或其他認知疾病的高風險族群，我強烈

建議閱讀莫斯科尼醫師的《XX大腦》（*The XX Brain*，暫譯）和《更年期大腦》（*The Menopause Brain*，暫譯）。她在所有與更年期和認知健康相關的問題上能提供許協助。

◎ MHT 如何提供協助

目前尚無全面的研究顯示，MHT 對於所有處於或接近更年期的女性具有保護大腦的作用。但有些研究也顯示，MHT 僅對特定群體有效，對其他人則不建議使用。

正如在第四章提到的，2023 年發表的研究發現，攜帶 APOE4 基因（與阿茲海默症風險較高相關）的女性，在接受賀爾蒙替代療法後，相較於未接受療法而言，記憶回復速度有所提高，大腦區域的體積也更大。

此外，若女性於 50 歲前進行雙側卵巢切除術，醫學已證明賀爾蒙療法的神經保護作用相當顯著；而對於在早期更年期階段（通常介於 50 至 60 歲之間）採用 MHT 的女性，也具有一定的保護作用。然而，研究顯示，若在晚期更年期（65 至 79 歲之間）才開始使用 MHT 的女性，認知能力下降和罹患失智症的風險會增加。這個狀況表明，MHT 的使用時機可能是決定是否能有效保護腦細胞安全的重要因素。

內臟脂肪的增加

大多數接近或已度過更年期的女性，都會經歷身體組成的變化，在你穿著最愛的衣服時覺得很緊或不再舒服，或者體型開始變得不同（如原先的梨形身材變成了蘋果形身材）時，就會開始注意到這些變化，是由腹部內臟脂肪顯著增加造成的。即使體重並未明顯上升，這種「體型轉變」也可能會出現。

我診所裡有許多患者的求診原因，正是因為這種令人困擾且往往出乎意料的變化。她們常常覺得失望，抱怨其他醫療專業人員僅提供模糊建議，比如「多運動，少吃點」這類的話語。我的方法則有所不同：我會說明若想成功對抗內臟脂肪，就需要更針對性的策略；我也會強調若不採取行動應對內臟脂肪增長，對身體會有何危險。我並不是要你拒絕接受身體的自然變化，因為你應該為自己的身體，以及這些年來身體為你所做的感到驕傲！但這並不代表我們應該接受可能會帶來嚴重健康後果的變化。接下來，我們會討論內臟脂肪的增加會如何影響你的健康。

腹部脂肪主要分為兩種類型。第一種是皮下脂肪：位於表層、可以用手捏起。從健康角度來看，只要不過多，這類脂肪相對無害。另一種則是內臟脂肪：位於深層的腹部，會包覆著胃、肝臟和腸道等器官，對這些器官及周圍器官的功能會帶來負面影響。內臟脂肪是有害的「活性」脂肪，因為會釋放發炎蛋白，最終會導致低度的慢性發炎。

內臟脂肪細胞釋放有害蛋白至體內時，可能會造成組織發炎、血管窄化、低密度脂蛋白（LDL）膽固醇升高以及胰島素阻抗。這些因素與動脈粥狀硬化（動脈硬塊）、認知能力下降、心血管疾病和第2型糖尿病的風險增加密切相關。

隨著年紀增長，尤其是接近或進入更年期時，內臟脂肪更容易增加。研究人員尚無法確定具體原因，但可能是多種因素的綜合作用，包括自然老化、飲食和活動的變化、睡眠品質的下降，以及作為脂肪關鍵調節因素的雌激素減少。在更年期的過渡期間，雌激素下降，會導致脂肪增長的類型改變，因此更有可能累積內臟脂肪。

有項研究顯示，停經前女性的總脂肪中，內臟脂肪約佔5%至8%；而停經後女性的內臟脂肪則上升至15%到20%。若考慮到內臟脂肪與疾病之間的關聯，我們應開始注意此比例，也該開始採取行動。在「更年期工具箱」中，我會分享一些有效策略來應對內臟脂肪增加的狀況。

隨著時間過去，內臟脂肪可能會因攝取多餘熱量（即活動量相對較少）、持續久坐，以及由於長期壓力所增加的皮質醇（一種造成腹部肥胖的壓力賀爾蒙）而堆積。此外，在中年時期，雌激素下降的狀況顯然也是深層腹部脂肪累積的重要角色。

◎ **瞭解身體數值**

內臟脂肪不會直接反映在在體重機的數字上，因此不易測量。不

過坦白說，我不建議用體重機來衡量自己的健康狀態，也不推薦病患這麼做。我認為我們已經花費太多時間在顧慮體重數字上，或者努力與增加的脂肪抗爭。至少我自己曾經是這樣子，但我後來努力轉變心態，不再以體重數字來衡量身體（現在我更注重增肌，往後會討論增肌的重要性）。

測量內臟脂肪量最簡單實惠的方式，就是計算腰臀比。雖然這無法準確得出內臟脂肪的百分比，但能藉此瞭解隨著賀爾蒙變化，身體可能正在經歷什麼改變。首先請先準備好皮尺，並按以下步驟計算腰臀比：

- 用皮尺測量最細處的腰圍，通常位於肚臍上方。
- 測量最寬處的臀圍。
- 用腰圍除以臀圍，即可得到腰臀比。

健康風險	女性腰臀比
低	低於 0.8
中	0.81~0.85
高	高於 0.86

使用上方對照數據，即可判斷是否達到可能造成健康風險的腹部肥胖標準。此外，也可以尋找提供測量身體組成服務的診所或專業機構。例如，DEXA 掃描可以檢測骨密度、內臟脂肪和肌肉量，或也可以使用類似的 InBody 掃描。

◎ MHT 如何提供協助

針對預防腹部肥胖效果的研究顯示，對於減少內臟脂肪與預防更年期初期體重增加，賀爾蒙療法具有一定的積極效果。不過需要注意的是，一旦停止採用 MHT，這些對體重的正面影響似乎就會消失，因此採取其他輔助策略同樣十分重要。

肌少症

隨著更年期的來臨，肌肉組織可能會開始失去品質與力量。有多種因素會造成這種現象發生，包含內臟脂肪增加所引起的發炎、老化、胰島素阻抗，以及雌激素減少。雌激素對於維持肌肉組織而言不可或缺，其作用類似於骨骼重塑：即幫助肌肉組織再生與重建。因此，隨著雌激素在更年期的期間逐漸下降，肌肉組織的質量也會隨之減少。肌肉流失可能會讓活動能力與力量有所降低、脂肪量增加，整體代謝的健康也會惡化。隨著年紀增長，肌肉流失還會增加跌倒和骨折的風險。

◎ 瞭解風險

臨床上的肌少症好發於 65 歲以上的人群，但肌肉其實在 30 歲左右就會開始流失。根據研究統計，30 歲以後，我們的肌肉量每 10 年會減少 3% 到 5%；而在更年期後，流失速度可能會加快到每 10 年減

少 10%。更年期後，肌少症的風險明顯增加，而其他風險因子包含第 2 型糖尿病、抽菸、缺乏運動與營養不良。

◎ 瞭解身體數值

目前尚無檢查能有效檢測出肌少症；通常在病情已相當嚴重時才會診斷出來。如果醫師懷疑你有罹患肌少症的風險，則可能會測試握力和小腿的腿圍，最後可能會要求進行 CT 掃描來評估肌肉量。此外也可以尋找提供身體組成檢測的診所或專業機構，例如使用 DEXA 掃描來檢查骨質密度、內臟脂肪和肌肉量。我的診所採用類似工具，即 InBody 掃描，來判斷患者的肌肉量與肌少症風險。我仍不認為人們只能被動等待檢查結果，才能知道自己確診肌少症或有罹患的風險。更好的做法是瞭解隨著年紀增加，肌肉流失無法避免，而我們越早開始採取行動建立與維持肌肉，效果越好。

◎ MHT 如何提供協助

已證明 MHT 對於增加肌肉質量和力量明顯能帶來正面影響。具體而言，賀爾蒙療法能增加肌肉中的雌激素受體，有助於改善肌肉力量、收縮能力和組成。這些益處在更年期初期就開始使用 MHT 的女性中最為明顯。我們會在「更年期工具箱」中討論其他對抗更年期（及進入更年期前）肌肉流失的策略。

我們無法忽視的健康風險

更年期始於卵巢功能衰退與隨之而來的雌激素減少（當然還有其他的重要激素，但雌激素影響最大）。雌激素流失會引發一連串明顯症狀，而我們需要找到緩解方法。然而，在注意這些症狀的同時，我希望我們不要忽視潛在又難以察覺的變化。這些變化可能正在改變我們身體的內部系統，造成功能障礙與疾病。在更年期時，我們必須優先預防骨質疏鬆、冠狀動脈疾病、胰島素阻抗、前期糖尿病、神經發炎、內臟脂肪增加以及肌少症（肌肉流失）的發生。我們的壽命多寡與此息息相關！

第七章
關於賀爾蒙療法的必備知識

　　40 歲就更年期？這怎麼可能發生在我身上？我連續 5 個月，每 21 天就來一次月經，然後，就什麼都沒了！我去驗了孕，結果是陰性。接著身體就出現熱潮紅，就像瘋狂燃燒的火焰一樣炙熱。我在夜晚丈夫熟睡時，常得更換睡衣和床單，他對於我所遭受的痛苦一無所知。家庭醫師建議我一年後回診，她考慮採用 HRT。她告訴我：「你有跑步習慣，所以骨頭比較堅固。」我很震驚：你就只跟我說這些？這難道是骨質疏鬆、心血管疾病風險，以及大腦和心理健康風險的開端而已嗎？醫師完全沒有詳細說明接下來的旅程會有多刺激。接下來的一年，我無故承受熱潮紅、腦霧、性慾低下、焦慮與恐慌所帶來的痛苦。這些到底為什麼會發生在我身上？醫師直到「你進入更年期的正常年齡了，也就是 55 歲」才開立 HRT 給我。我覺得 HRT 的療效太棒了！衷心感謝另一個開立 HRT 給我的醫師，我現在 54 歲，還在採用這個療法。

——蘇 D.

好的，現在該是瞭解賀爾蒙療法的時刻了。這是個很大的主題，所以我會側重在最多人有疑問的部分，包含 MHT 的不同種類、攝入體內的不同方法、使用的開始與終止時機，以及最適合使用的對象。

本章的目標是提供基礎資訊，讓你可以更瞭解要採用賀爾蒙療法時有哪些選項，也可以有更多底氣向自己的醫療提供者尋求支援。我認為若想達成此目標，首先需要先稍退一步，回頭瞭解賀爾蒙療法的基本概念。

給專業醫療人員的建議

現在正在閱讀本章的你，可能是醫療專業人員，因為你之前沒機會學到如何開立賀爾蒙替代療法，也想要瞭解究竟該怎麼做；或你其實只想更瞭解這個主題，因為病患向你尋求幫助。我希望本章的資訊會有所幫助，但也想提醒你，這些內容並不是診斷指引，也不是要教導你如何用藥。然而，我認真建議你可以查閱《更年期社群證照》（Menopause Society's certification program）的計畫。如果你是有執照的醫療人員，如外科醫師、外科醫師助理、專科護理師、護理師、藥劑師或心理學家，你可以在完成計畫後成為認證的專科更年期醫師（CMP）。

若你執業時提供更年期治療，但卻沒有規劃要取得更年期社

群的證照，或不打算從事圍停經期、更年期的檢查並提供治療選項（不限於微粒療法），則請務必從服務中移除更年期相關治療。

賀爾蒙101

賀爾蒙是化學訊息傳訊者，告訴細胞需要執行的任務內容。細胞內部或表面皆有接收器，讓細胞可以接收賀爾蒙傳遞的資訊，並遵循指示進行任務。這些指示可能包含開始新陳代謝、重建組織，或執行其他維持良好身體機能運行的必備功能。當賀爾蒙由於疾病、年紀或經歷更年期過渡期而下降時，細胞與組織可能只能等待指令，而重要任務可能無法如期完成，就會讓自己陷入麻煩。

◎ 賀爾蒙的來源

身體仰賴數種系統來維持運行。其中一套系統稱作內分泌系統，由腦下垂體、松果體、下視丘、腎上腺、胰臟、睪丸與卵巢。就像賀爾蒙的專家小組，負責產生並釋放數十種賀爾蒙，會影響幾乎所有細胞與身體機能。在更年期的過渡期，卵巢、下視丘與腦下垂體所經歷的改變是最大的。

◎ 與更年期最相關的賀爾蒙為何？

在更年期的期間，身體會自然減少三種主要賀爾蒙的產生：**雌激素、黃體酮與雄性激素**。讓我們深入瞭解這三種賀爾蒙的重要性（別擔心，本章節最後面沒有小考！我只是想保證你在研究賀爾蒙療法時，可以對這些詞語有足夠的瞭解與熟悉）。

- 雌激素

我們描述雌激素的方式，會讓人誤以為這個賀爾蒙只有一個種類。**但身體實際上會分泌三種雌激素：雌二醇、雌素酮，以及雌三醇。**每種雌激素對於整個身體的特定功能，都有獨特的影響。

在生命中的生殖或圍停經期階段，雌二醇是卵巢分泌的主要雌激素。在更年期結束後會幾乎完全停止分泌。雌二醇是雌激素中最具生物活性且最強的賀爾蒙，即對身體會有最大的影響。**在大多數情況下，若提及雌激素，通常都是在指雌二醇。**

雌素酮是在懷孕時由發展中的胎盤分泌的賀爾蒙，在未懷孕的女性身上幾乎完全檢測不到。但縱使僅有少量雌素酮，仍會影響骨骼健康與脂肪狀況。

一般認為雌三醇是強度最弱的雌激素，主要是由卵巢分泌微小的量。卵巢在更年期的期間，雌三醇的分泌量開始減少時，身體就必須採取相應行為：腎上腺會分泌更多物質，而脂肪組織會將這些物質轉為雌三醇。多虧了這麼奧妙的替代分泌方式，雌三醇就成為了更年期

後由身體自然分泌的主要雌激素。停經後，雌三醇可能會稍微減少骨質疏鬆的狀況，也能協助維護組織的健康，但卻無法完全替代雌二醇的功能。

- **黃體酮**

黃體酮是由卵巢在排卵後，以及懷孕期間由胎盤所分泌的賀爾蒙。在有生育能力的階段最重要的工作，就是為子宮做準備，可以為孕婦提供支持與支援。**另一個重要功能，就是維持情緒穩定與睡眠狀態。若在更年期後流失黃體酮，可能會造成憂鬱症、焦慮與失眠的狀況發生。**在賀爾蒙療法的用語之中，你比較常聽到的可能會是「孕激素」，其包含生物等同性黃體酮以及黃體素。黃體素是合成版本，用於模仿自然出現的黃體酮；性質很像，但還是與身體自然分泌的激素有所差別。

- **雄激素**

雄激素主要是由卵巢與腎上腺所分泌（也有一小部分是由脂肪與其他組織所分泌）。雄激素中最重要的是睪固酮、雄二酮，以及脫氫異雄固酮（DHEA）。雖然雄激素主要與男性成長和性徵息息相關，但在所有人的經歷、情緒、性慾與肌肉張力和質量方面扮演重要角色。在更年期過程中，卵巢在衰退階段，我們就會體驗到雄激素下降所帶來的影響，可能會導致憂鬱情緒、性慾下降，以及容易疲勞的狀

況發生。雖然雄激素在更年期時會逐漸減少，但不會完全歸零，甚至在停經後時期仍可以繼續分泌；也就是說，除非得進行雙側卵巢切除術（即移除兩側卵巢），否則你的身體仍會分泌雄激素。而這種手術會造成睪固酮急遽下降，可能會造成更嚴重的症狀，即便腎上腺仍會分泌 DHEA 與雄二酮也是如此。如果你可能需要摘除卵巢，睪固酮則會流失，因此我總是會建議讀者要謹慎考慮是否採用賀爾蒙療法。

賀爾蒙替代療法的定義

你可能有注意到，賀爾蒙療法有許多不同的名稱。有些專家使用「賀爾蒙療法（HT）這個術語，以前稱為「賀爾蒙替代療法」（HRT）。我自己則更喜歡使用「更年期賀爾蒙療法」（MHT）這個較廣義的術語，來描述在圍停經期和停經後使用賀爾蒙作為替代。

風險與利益

使用更年期賀爾蒙療法（MHT）時，請務必考慮每位患者的風險利益比率；若適合採用此療法，帶來的益處應大於風險。由於雌激素替代療法能為更年期女性帶來最大好處，因此更應探討風險為何。理想情況下，醫師應根據你的個人狀況來評估：使用雌激素的風險為何？有哪些降低風險的策略？如果有子宮，則絕不該單獨使用雌激素，因為子宮內膜會長期暴露在增加的雌激

> 素下，造成子宮內膜增生或癌症的風險。降低這一風險的標準答案，是服用雌激素時同時服用黃體素。如果醫師不支持這種聯合療法，請立即尋找其他醫師。
>
> 我會在第 135 頁詳細討論這些問題，也會分享該如何判斷自己是否適合接受 MHT 療法。

何時考慮使用「替代」的賀爾蒙

若有症狀，則可以在更年期的任何階段開始使用賀爾蒙替代療法，越早越好。是的，這代表可以從圍停經期就開始採用賀爾蒙療法，在停經前就可以體驗到 MHT 帶來的好處。圍停經期時，由於雌激素和黃體素的波動，通常會出現熱潮紅、夜間盜汗、情緒不穩定和月經不規律等現象，而賀爾蒙療法能夠對症下藥，減少上述症狀並改善生活品質。因此，若我的患者可獲得的益處大於風險，我都會建議在任何更年期症狀出現時（包括圍停經期），就儘早開始使用 MHT。

但若完全沒有症狀，也感覺身體狀況很好呢？也可以考慮使用 MHT，因為該療法可以為健康帶來不少益處（保護大腦、心臟、骨骼、陰道和膀胱，並降低任何死亡風險）。然而，使用時機很重要：對某些女性而言，療法開始得太晚不僅無法為心臟或大腦帶來好處，還可能讓這些器官既有的疾病惡化（在第三章中，我們已討論到了使

用時機和健康細胞假說）。

目前並沒有採用療法的固定年齡，或持續使用賀爾蒙療法的建議期限。但同樣地，從圍停經期開始的每次健康檢查，都應向醫師詢問相關益處與風險。無論願意承認與否，我們都在老化，而這個過程可能會導致身體發生變化，迫使我們重新檢視最適合又安全的策略有哪些，才能減輕更年期的症狀和為健康帶來的風險。

避孕藥與更年期賀爾蒙療法的差異

避孕藥（通常稱為複合避孕藥）和更年期賀爾蒙療法，都是由相同的基本賀爾蒙（即雌激素和黃體素）所組成。這也是許多病患會問我是否可以繼續服用避孕藥的原因。這些藥物的主要差別在於劑量。MHT 的開發目的是為了控制更年期症狀，而避孕藥則是為抑制排卵與預防懷孕而設計的，故避孕藥需要更高的劑量才能達成目的。我在社群媒體上，看到有人將賀爾蒙避孕法妖魔化，聲稱這種方式十分危險，但卻同時大力推崇更年期賀爾蒙療法時，我不得不懷疑他們是否真的瞭解其中的差異。

對於某些處於圍停經期的女性而言，避孕藥中抑制排卵的劑量可能是緩解更年期症狀的首選。舉例來說，假設我有一位月經過多（或月經過多且不規律）的患者，在排除了其他造成月經過多的原因後，我通常會選擇使用避孕藥的劑量來為她抑制排卵。此外，也有僅包含

黃體素（不含雌激素）的避孕藥，在某些特殊情況下，可以用於緩解圍停經期的症狀。

這代表，如果正在經歷圍停經期的症狀，就可以根據健康史、症狀和偏好來客製化選項。如果無法找到對此有所瞭解的醫療提供者，請繼續尋找，這樣的醫師是存在的！你也可以前往我的網站 thepauselife.com，查看所在地區中不斷加長的醫療提供者名單。

賀爾蒙療法的種類

◎ 合成與生物等同性

在賀爾蒙療法領域中，使用了許多術語，可能會讓人混淆。你可能會聽到「傳統的」、「自然的」、「不自然的」等等。而我認為瞭解 MHT 最簡單的方法，就是從你的身體角度來看：這種療法是「合成的」還是「生物等同的」。

合成賀爾蒙是由化學化合物製成的。其分子結構與體內的性賀爾蒙不同，因此身體需要將這些合成賀爾蒙轉化為可用形式。生物等同賀爾蒙則是由天然來源（通常是植物）提取的成分製成的，在結構上也與身體自然產生的賀爾蒙完全相同。

雖然合成與生物等同賀爾蒙都是在實驗室中製造的，但我更偏向於為患者選擇生物等同的配方，因為這對我來說更像是「把他們曾經喝過的水還給他們」。當我們討論 MHT 時，生物等同賀爾蒙的選項

包括雌二醇、黃體素和睪酮。

在生物等同賀爾蒙療法（BHT 或 BHRT）的範圍內，還有兩種類型，分別為「調配的生物等同賀爾蒙療法」以及「經 FDA 核准的生物等同賀爾蒙療法」。瞭解它們有何差別至關重要。

◎ 複製生物相同與經 FDA 核准的生物相同激素療法

複製生物相同激素療法的激素是在調配藥房中混合並製作的。此類激素療法可以客製化，因為醫療照護人員可以調整激素劑量，也可以安排如何攝取（例如乳膏、凝膠、膠囊、含片）。但問題在於，調配藥房並未受到如製藥廠般嚴格的監管。不同調配藥房的品質控制可能有所不同，有時會出現劑量不一致或污染的情況。這使得複製激素的安全性、純度和一致性受到質疑，因此 FDA 並不核准這些處方藥。結果是，複製激素通常不在保險理賠內，需自費支付。

經 FDA 核准的生物相同激素療法的激素則由製藥公司根據嚴格的監管指南進行商業化生產。這些藥物作為標準化藥品生產，具有精確的劑量和形式（因此不允許客製化）。此類激素療法僅可透過處方獲得，且通常由保險支付。FDA 核准的激素產品還經過嚴格的測試（通常需要大量患者試驗），並且在劑量和品質方面具有一致性。

我認為，調配藥房提供的客製化選擇非常棒。如果 FDA 核准的選項對患者無效（例如患者對某些成分過敏或需要客製化劑量），我則會開出複製療法。然而，對於任何聲稱複製激素較非複製激素更出

色或更安全的說法，我建議保持謹慎。在過去，FDA 曾向一些調配藥房發出警告信，要求其停止宣傳不實、無證據支持的主張，特別是聲稱含有雌三醇的複製生物相同激素療法（例如 BiEST 和 TriEST）比使用其他雌激素的 FDA 核准選擇更安全。這些產品含有兩成的雌二醇和八成的雌三醇，由於雌三醇是一種較弱的雌激素，這種比例被認為對乳房和子宮組織更安全。我支持降低風險，但不幸的是，這種主張尚未得到臨床試驗的支持。事實是，雌三醇對乳房和子宮內膜仍具有刺激作用。

另一個關於調配藥房的問題是，由於推廣了不可靠的激素測試方法，因此帶來了商機。有些醫療人員會推廣患者使用唾液或尿液測試，特別是 DUTCH 尿液測試（自費數百美元），如此才能推薦客製化的的激素療法處方（這些醫療人員通常完全依賴調配藥房）。然而，他們所使用的激素測試並不準確，也無法有效確定患者的最佳劑量。原因是激素每天都會變化，尤其是在更年期過渡期間變化幅度很大，根本無法根據更年期這段時間內激素的多變情況準確確定最佳劑量。更明智的策略是從任何 FDA 核准藥物的最低劑量開始，然後等待三到四週觀察症狀是否改善。如果沒有，則可對劑量和或藥物進行調整。

激素療法的攝取系統

我們已經討論過更年期激素療法所使用的激素以及製造方式的選擇。另一個關鍵因素是攝取系統的選擇。在理想情況下，醫師應該與你討論如何攝取賀爾蒙，並建議最適合的治療類型。然而，很多患者告訴我，她們甚至無法與醫師討論 MHT，而我可以百分之百確定她們更無從瞭解有何選項。因此，我會提供鉅細彌遺的解釋，讓你知道有哪些選擇，以及可以提出哪些問題來為自己爭取更好的權益。

◎ 雌激素

雌激素替代療法可以透過兩種方式傳遞到體內：系統性和局部性（陰道）。

◎ 系統性藥物

系統性藥物透過藥丸、乳膏、凝膠或貼片進入血液，影響全身組織。由於全面作用，可以提供更佳緩解效果，但也可能伴隨著副作用風險的增加。系統選項有多種不同的攝入方式。

◎ 口服選項

- 藥丸：最方便的形式，但由於對肝臟的影響，會導致血栓、血壓升高和異常甘油三酯的風險略微增加。

◎ 非口服選項（FDA 核准）

- 貼片：貼在皮膚上的黏貼劑
- 凝膠：每天塗抹於皮膚
- 環：放置於陰道內，連續使用 3 個月
- 噴霧：每天噴於皮膚
- 注射劑：長效雌二醇注射劑（雌二醇丙酸酯和雌二醇戊酸酯），以液體形式注射入肌肉，通常每 3 到 4 週由醫療專業人員注射一次。由於成本和不便，我的診所並未使用此類注射劑。

◎ 非 FDA 核准選項

- 乳膏：調配的，每天塗抹於皮膚
- 植入物：含有睪酮或雌激素的預載植入物，注射至皮下，每 3 到 4 個月更換一次。
- 含片：類似於喉片，放置於臉頰與牙齦之間的薄皮處，緩慢溶解，直接將活性成分釋放到循環系統中。

口服雌激素的風險

當你口服藥物時，藥物會經過消化系統進入血液循環。在口服雌激素的情況下，藥物會在到達身體其他部位之前由肝臟進行處理。這種在肝臟中的初步處理被稱為「首過效應」。目前醫界已經充分研究口服雌激素和肝臟處理相關的風險，包括：

- 高血壓：口服雌激素可能導致血液中某些蛋白質濃度升高，這可能干擾正常的血管功能，並導致血壓升高。
- 血栓風險增加：當肝臟處理雌激素時，可能會導致血液處於促凝狀態，增加促進血栓形成物質的生成。如果血栓過度形成，可能導致深靜脈血栓（腿部血栓）、肺栓塞（肺部血栓）或血栓性中風等情況的風險升高。

在選擇適合你的激素替代療法（HRT）途徑時，醫師需要仔細評估你的個人風險因素。基於上述風險，我通常不建議使用口服雌激素，尤其是對於有個人或遺傳性凝血障礙或高血壓病史（即使已經通過藥物控制）的患者。我更傾向於開具非口服形式的雌激素，例如皮膚貼片、凝膠或陰道環，因為已證明這些形式更為安全，因為在進入血液時避開了肝臟的首過處理。

◎ 局部藥物

局部藥物是外用且需插入陰道的。局部形式的 MHT 劑量低，通常風險低至無，主要用於直接治療更年期的陰道或泌尿系統症狀。你完全可以將陰道雌激素與全身性雌激素結合使用；事實上，我的許多患者就是這樣。我建議所有有陰道萎縮跡象的患者首先使用陰道雌激素。以下是局部藥物的選項：

- 乳膏：至少每週插入陰道一次。大多數女性能接受，但對某些

人而言，酒精基質可能會引起刺激。
- 陰道片劑：至少每週插入陰道一次。
- 陰道環：每 3 個月插入一次。我很喜歡這個選項，因為它非常方便且耐受度夠，但保險很少涵蓋此選項。
- 陰道栓劑：獲得 FDA 認證，至少每週插入陰道一次。
- 選擇性雌激素受體調節劑（SERMs）：「設計」雌激素。

以上所有選項均有 FDA 認證及配方藥房製作的版本。

SERM 可能也適用於以下情況

如果你曾患有乳腺癌或有雌激素受體陽性乳腺癌（ERPB）高風險，並且正在尋求緩解更年期症狀的方法，醫師可能會推薦「選擇性雌激素受體調節劑」（SERM），如 tamoxifen 或 raloxifene。SERM 代表選擇性雌激素受體調節劑，這些藥物藉由在某些組織中阻止雌激素作用，並在其他組織中提供雌激素的益處來起作用。例如，它們可以阻止雌激素對乳腺組織的作用（如某些乳腺癌治療中所見），而不會增加其他組織（如骨骼或子宮內膜）的風險。

- 患有骨質疏鬆風險但無法服用雌激素。可能的藥物：雷洛昔芬（raloxifene）。
- 有血栓病史或心血管事件風險較高。可能的藥物：雷洛昔

芬（raloxifene）。
- 有陰道症狀，如乾燥、搔癢或性交疼痛，而不希望使用局部雌激素。可能的藥物：口服 Osphena。
- 對 MHT 有個人偏好或禁忌（請看第 135 頁清單）。可能的藥物：Duavee，這是一種將雌激素與 bazedoxifene 結合的 SERM，用於保護子宮。對於孕激素無法耐受的患者，這可能是一個不錯的選擇，因為它還能保護子宮內膜，無需使用孕激素。

◎ 孕激素

孕激素（Progestogens）在圍停經期和更年期的激素療法中扮演著關鍵角色。如果仍有子宮，那麼在進行雌激素替代療法時，必須與孕激素結合使用。雌激素會對子宮內膜產生增厚作用，如果不加以控制，可能會導致內膜異常。引入孕激素的目的在於直接對抗雌激素對子宮內膜的作用，藉此降低這種風險。此外，孕激素還能幫助緩解熱潮紅、頭痛、夜間盜汗、情緒改變和陰道乾燥等症狀。如前所述，孕激素包括天然的生物相似孕酮和合成孕激素。

孕激素處方的方式有幾種。其中一種稱為「序列療法」，即每月服用孕激素並持續一段特定時間（例如，每月十至十四天），藉此模仿排卵後自然的孕激素高峰。我在臨床中不採用這種方式，因為過於

複雜，容易導致用藥混亂。我更建議使用「連續療法」，即每天服用孕激素。即便沒有子宮或已植入含孕激素的宮內節育器（IUD）也是如此。孕激素對於改善睡眠也可能非常有幫助。以下是一些療法選項：

口服形式（藥片）：

- 口服微粒化黃體酮：生物相似配方。
- 合成孕激素：通常與雌激素結合，用於更年期激素療法（MHT）或複合口服避孕藥中。也有僅含孕激素的口服避孕藥選項。

非口服形式：

- 經皮乳膏：僅由配方藥房提供。
- 貼片：獲FDA核准，通常與雌激素結合使用，用於更年期激素療法，或用於複合避孕貼片。
- 注射：未獲FDA核准，為油基孕激素注射劑。
- 陰道凝膠：獲FDA核准，通常用於生育目的。
- 含孕激素的宮內節育器：釋放孕激素至子宮內，降低子宮內膜異常的風險。僅用於局部療法，非全身療法。

經皮生物等同性黃體酮：不足以提供保護力

經皮生物等同性黃體酮是一種乳膏型孕激素，由配方藥房製作並塗抹於皮膚上。此選項在某些從業者中頗受歡迎，但我不開具此類處方，因為這種形式的孕激素在與雌激素替代療法結合使用時，無法為防止子宮內膜增生和癌症提供足夠的保護。這是因

> 為孕激素分子相對較大，經皮膚吸收性較差，研究顯示，進入體內的劑量不足以抵消雌激素療法對子宮的影響，因此會增加子宮內膜增生和癌症的風險。

◎ 雄激素

睪固酮

在理想的世界裡，應該有一種經 FDA 核准的睪固酮選項，針對女性提供適當劑量的睪酮，且易於開立處方且由保險給付。但現實中，這樣的理想情況尚未出現。鑑於研究顯示睪固酮對更年期女性的性功能、肌肉張力與質量、疲勞感及骨骼健康有改善作用，我們希望某天能有一款經 FDA 核准的女性睪固酮藥物問世。直到那時，許多從業者，包括我在內，都會為部分更年期患者開具非仿單用途的睪固酮處方。

對於許多患者來說，配方製作的睪固酮乳膏是不錯的選擇。其他醫師可能會推薦植入皮下的顆粒，或是舌下或牙齦間含服形式的口含片。無論選擇何種方式服用睪固酮，都必須先進行常規檢查以防止不良反應發生，並避免使用的劑量超過人體範圍。

大多數口服睪固酮未經 FDA 核准且不建議使用，因為其毒性可能會對肝臟造成嚴重損害。睪固酮癸酸酯是一種較為安全的口服選項，研究顯示，這款睪固酮對於更年期女性的低性慾障礙有改善效

果。

非口服形式包括：

• 注射劑：經 FDA 核准，僅限於某些男性醫療情況，未核准用於女性。

• 貼片：經 FDA 核准，劑量針對男性，無女性適用的低劑量版本。

• 凝膠：經 FDA 核准，可在較低劑量下用於女性。

• 乳膏：未經 FDA 核准，由配方藥房製作，通常每天一次塗抹於大腿處。

• 顆粒：僅由配方製作（詳見下文）。

Biote Pellets 有什麼作用？

目前市場上一種受歡迎的睪固酮療法名為 Biote，為植入顆粒的療法。此方法需要在臀部劃一個小切口，將顆粒植入其中。儘管這種方法免除了每日塗抹乳膏的麻煩，但仍有許多風險和副作用需要評估。其主要風險是可能引發「超過生理負荷的劑量」，導致睪固酮遠超於女性身體的自然標準。事實上，Biote 製造商針對女性的總血清睪固酮目標範圍為 150–250 納克／分升（ng/dL），而健康女性的正常範圍僅為 15–70 ng/dL。我曾在診所見過患者在植入顆粒數月後，睪固酮仍高於 300 ng/dL（已超過男性正常範圍 260–1000 ng/dL）。目前尚無有力研究或證據來支持女性擁有如此多的睪固酮。高於正常值的劑量可能導致：

- 體毛增多、聲音低沉、陰蒂增大
- 痤瘡和油性皮膚
- 情緒波動、易怒和攻擊性
- LDL 膽固醇（壞膽固醇）升高，HDL 膽固醇（好膽固醇）降低，增加心臟病風險
- 肝臟損傷或肝腫瘤、脂肪肝和肝酶升高
- 月經不規律或停經
- 血栓風險增加
- 內臟脂肪增加

醫師可以安全開立「符合生理劑量」的睪固酮處方，即將患者的睪固酮提升至健康女性的正常範圍，這樣風險相對較低。可能會開立睪固酮處方的原因包括低性慾障礙（HSDD）、性功能障礙，或因疲勞、骨質疏鬆或肌肉減少等的非仿單用途使用。然而，由於睪固酮療法在女性患者中仍屬相對新興的領域，因此我們仍未完全掌握更年期女性的正常睪酮標準，以及長期補充的效果為何。如果與醫師討論後選擇補充睪固酮，請務必在回診時進行常規血液檢查，檢測睪固酮的含量。

DHEA

DHEA 是一種由腎上腺分泌的類固醇激素，卵巢也會少量分泌。DHEA 是雌二醇的前體，首先轉化為雄烯二酮，隨後在體內經過酶促過程後，進一步代謝為睪固酮和雌二醇。隨著人們對使用 DHEA 來緩解更年期症狀的興趣增長（患者的確常常問我這個！）研究顯示，陰道內 DHEA 補充劑對於緩解更年期的陰道疼痛或不適方面，有十分顯著的效果。

醫學也證實 DHEA 可緩解熱潮紅和夜間盜汗、支撐免疫功能、增加肌肉質量，也可能減少骨質流失。然而，在心血管疾病、胰島素敏感度、認知功能或腎上腺功能不全等領域是否有益，目前仍無定論。

目前也尚未有證據顯示 DHEA 能提升睪固酮。因此，我不建議患者為增加睪固酮而補充口服 DHEA。如果需要增加睪固酮，我會直接開立睪固酮處方。

DHEA 的形式包括：

- 口服（藥片）：未經 FDA 核准，作為補充劑在市面上銷售。
- 非口服形式：陰道栓劑。Intrarosa（prasterone）獲 FDA 核准，用於緩解中度至重度性交疼痛，這是外陰及陰道萎縮的症狀之一。

二吲哚基甲烷（DIM）

二吲哚基甲烷（DIM）是一種化合物，存在於十字花科蔬菜（如番茄、花椰菜和孢子甘藍）中。整合醫學領域對濃縮形式 DIM 補充劑的興趣日益增加，認為其可幫助平衡激素，並可緩解更年期症狀。然而，目前尚未有明確證據，因此我不建議患者服用。此外，對於 DIM 能解決激素問題或預防癌症的說法，我建議對此保持謹慎，因為目前的瞭解甚少。

雖然某些人可能對潛在益處感到心動，但值得注意的是，補充劑可能有未知的副作用及風險。例如，對於某些患者而言，DIM 補充劑可能引起腸胃不適、頭痛或過敏反應，還可能干擾某些藥物的效果（特別是經肝臟代謝的藥物）。在我們獲得更有力的科學支持之前，我建議可以藉由食用十字花科蔬菜來獲取每日所需的二吲哚基甲烷。這種方式更安全，也能品嚐美味佳餚。

開始使用MHT：配方與劑量

醫師或開立處方人員的工作是確定最適合你的配方，但我想要強調：作為患者，有許多經 FDA 核准的選項可供選擇。如果醫師只提供一個選項，請詢問為何如此，並思考推銷此選項是否為他帶來利益。若對方的迴避問題或不直接回答，請考慮尋找別的醫師。

> ### 市面上 MHT 配方的資源
>
> MHT 的藥物配方非常豐富,並且不斷更新,因此無法提供目前現有的固定清單。因此我建議查閱以下資源,因為下列資料提供了最新且最全面的選項:
>
> - 更年期協會(TMS)提供的免費病患指南:https://www.menopause.org/docs/default-source/professional/menonote-deciding-about-ht-2022.pdf
> - TMS 的患者與醫療提供者分享的資料(需要支付費用):https://www.menopause.org/publications/professional-publications/em-menopause-practice-em-textbook
> - FDA 的患者與醫療提供者分享的資料(免費):https://www.fda.gov/consumers/free-publications-women/menopause-medicines-help-you

在我的診所中,我會與每位患者討論可能的配方(當然,我會根據患者的入院表格和相關檢測來開立處方),但也有一些「常用」配方。這些配方是根據患者的成本、便利性和安全性來考量的。包括:

- 雌二醇貼片
- 口服微粒化黃體素(適用於有子宮的患者)

- 混合睪固酮乳膏。

令人灰心的 MHT 成本

MHT 劑量的選擇可能會造成極大差異；劑量過少可能無效，劑量過多則可能提升不良副作用的風險。不幸的是，沒有普遍適用的起始劑量標準，但根據患者類型，目前已經有一些指導原則。

通常，距離更年期不到 10 年的有症狀患者，在較高劑量下效果較好。而距離更年期超過 10 年的患者則可從較低劑量開始。這一組患者可能對較低劑量的反應較好，因為（希望如此）其症狀不會像早期更年期那般劇烈。較低劑量還可以盡量減少潛在風險發生，而越靠近更年期，這些潛在風險就會越上升。若患者的冠狀動脈疾病風險較高時，例如距離更年期超過 10 年或年齡超過 60 歲，我會建議在開始治療之前，先進行冠狀動脈鈣化評分測試。

在美國，藥物成本的不平等狀況令人震驚，更年期賀爾蒙療法也是如此。這個現實十分令人沮喪，但若希望獲得實惠價格，就要付出努力。我自己在選購貨物時也會貨比三家：我從當地的超市用 GoodRx 優惠券購買 Celebrex（一種抗炎藥），這讓我每年省了幾百美元。我的 MHT 由藥局郵寄運送給我，而我的睪固酮藥物則是在所在地藥局購買，比價後自行支付。

> 我希望我們能夠輕鬆在所在地藥局，透過醫療保險獲得所需的所有藥物，支付的價格也希望在合理範圍，但這個系統卻沒有成功整合。除非是購買隨處可見的威爾剛，這在任何地方都能以每劑幾美分的價格買到！

我的建議是，選擇 MHT 配方時，保持開放的心態。由於沒有完全適用的解決方案，因此找到適合自己的劑量需要經過反覆測試，也需要常保耐心。但若你的不適感已經持續一段時間，且迫切需要緩解，這就會是一項艱鉅挑戰。當然可以找得到適合你的劑量，只是可能需要一些時間才能確定。知識淵博的更年期專科醫師會根據症狀反應來幫助你調整劑量；也就是說，會根據你的感受來調整，因此需要注意任何明顯的副作用或是否改善，特別是在開始使用 MHT 或調整劑量時更應如此。

誰不應該使用MHT

自 2002 年以來，社會上一直存在著一種舊有觀點，認為 MHT 對健康有害，特別是認為該療法會大幅增加乳腺癌和心臟病的風險。這個錯誤觀點卻藉由婦女健康促進計劃（WHI）研究的報導深植人心，讓無數女性錯失良機，無法透過賀爾蒙療法獲得緩解並提高生活

品質。隨著時間推移，我們瞭解到，對於大多數距離更年期不到 10 年的女性而言，MHT 不僅安全，還是減少症狀與更年過渡期賀爾蒙變化帶來的健康風險最有效的方法。（若想瞭解有關 WHI 研究的詳細資訊，請參見第三章。）

如今，「大多數」女性並不等同於所有女性。使用賀爾蒙療法有一些絕對禁忌症。禁忌症是指某些特定病狀或原因，因此不該使用某種藥物或療程，因為這樣可能會對患者造成傷害。如果有下列安全問題發生，則不該使用 MHT：

• 已知或疑似罹患乳腺癌，或其他雌激素或孕激素敏感型癌症：MHT 可能會刺激賀爾蒙敏感型癌症的生長，因此不建議對有這類癌症病史的人使用。

• 未經診斷的異常生殖道出血：任何原因不明的異常陰道出血都需要進行正確診斷，才能考慮使用 MHT，因為這可能是潛在疾病的徵兆。

• 急性或近期動脈血栓栓塞病：如近期心臟病發作或中風，這些病情與口服 MHT 結合使用會增加血栓的風險。

• 急性或近期靜脈血栓栓塞病：如深靜脈血栓或肺栓塞，這些情況可能會因口服賀爾蒙療法而造成惡化，增加凝血風險。

• 已知或疑似懷孕：賀爾蒙療法在懷孕期間不適合使用，因為可能對胎兒發育造成影響。

• 急性重度肝病或肝功能障礙：有重度肝功能障礙的個體可能無

法正確代謝賀爾蒙,因此使用 MHT 會不安全。

- **對賀爾蒙療法的任何成分過敏**:對 MHT 的任何成分過敏反應可能會禁止你再次使用此療法。

如果符合以上情況,則不應使用更年期賀爾蒙療法,因為患者的潛在風險會大於可獲得的益處。值得注意的是,這些排除條件並不適用於其相關情況。我特別強調這點,是因為有很多報告(包括我社群媒體貼文底下的數千則留言也是如此)顯示,有些醫療提供者出於好意,將這些禁忌症的範圍擴大,並根據一種「有相關就有問題」的邏輯,排除了某些患者使用 MHT 的機會。

以下是常見誤解:

1. 若有子宮內膜異位症的病史,不可使用 MHT。錯誤。

對於有子宮內膜異位症病史的更年期治療(無論是手術還是自然發生)仍然存在爭議。2023 年一項敘述指出,對於曾經接受骨盆清除術(TAH/BSO)的患者,僅使用雌激素的賀爾蒙替代療法(HRT)有子宮內膜異位症復發的風險。具有子宮內膜異位症病史的患者應始終與雌激素替代療法一起使用持續型孕激素,以減少復發風險。

2. 若罹有腺肌症的病史,不可使用 MHT。錯誤。

若仍有子宮,MHT 可能會引起出血和疼痛,尤其是在有腺肌症的情況下更是如此。這並不是禁忌症,但醫師應小心處方,並持續給予孕激素。在進行子宮切除術後,則沒有已知的問題。

3. 若有心臟病、肝病或乳腺癌家族病史，不可使用 MHT。錯誤。

最新的研究和專家都有共識挑戰了此觀點，不可僅根據家族病史就排除女性使用 MHT。

4. 若擔心血栓風險增加，不可使用 MHT。錯誤。

在靜脈血栓（如深靜脈血栓或肺栓塞）與小動脈血栓（如某些中風的情況）之間，存在細微的區別。對於靜脈血栓，已經確定口服雌激素會增加高劑量口服劑型中 DVT 的風險。然而，像透皮或透黏膜劑型的非口服劑型並不會增加血栓的風險，因為這些劑型避開了肝臟的首過效應。小動脈血栓通常是由於「黏滯性血小板」而造成，若以系統性的方式使用雌激素，會稍微增加。在 WHI 的研究中，並未發現開始使用 HRT 的女性在小動脈血栓方面的風險增加，特別是在最後一次月經期的 10 年內開始使用的人也沒有這樣的狀況。

5. 若有偏頭痛的病史，不可使用 MHT。錯誤。

在沒有先兆的偏頭痛患者中，使用任何形式的 MHT 不會增加中風的風險。若患者有先兆性偏頭痛，則情況會更為複雜。疾病控制和預防中心（CDC）和世界衛生組織（WHO）的指引建議，患有先兆性偏頭痛的女性不應使用結合型激素避孕藥；而對於無先兆性偏頭痛的女性而言，在開處方時應更小心，因為即使風險非常輕微，但仍然存在缺血性中風的風險，尤其若女性有吸菸習慣更是如此。對於需要 MHT 來治療更年期症狀和頭痛的偏頭痛患者，尚未發現類似的禁忌症，因為 MHT 的劑量遠低於避孕藥的劑量。

開始使用 MHT 的決定應以你的獨特病史、風險因素和症狀作為優先考量。此外，你的醫療人員應參考最新的研究和臨床指引，保證能獲得最新建議。長期以來，女性深受誤解和錯誤資訊所害，沒有機會使用最有效的方式來治療更年期症狀。但這些是我們應得的權益，且也有權要求接受更好的治療！

癌症治療後，或如果你是BRCA基因帶原者使用賀爾蒙治療法

如果你剛從癌症治療康復，或是已知的 BRCA 基因突變帶原者，我知道關於賀爾蒙療法的考量可能帶來很多問題和對癌症復發的恐懼。我也知道，與醫師討論 MHT 可能會很具挑戰性；討論往往會立即終止，因為許多醫療提供者對這一主題缺乏適當的知識或訓練。

以下是已經從癌症中康復的更年期女性應該知道的 MHT 資訊：「曾經罹癌是特殊情況，但這並不是賀爾蒙療法的普遍或自動禁忌症。」接下來，應該根據與具體癌症類型和階段相關的最新科學來提供指導，並考慮當前藥物使用情況。

近年來，癌復後使用 MHT 安全性的研究結果有著很好的前景。2020 年，英國更年期協會發表了針對癌症後賀爾蒙療法使用最新科學的評估結果。證據顯示，在早期子宮內膜癌、宮頸鱗狀細胞癌或腺癌（子宮頸癌）、陰道癌或外陰癌的女性中，MHT 不會增加癌症復

發風險。證據還表明，在表皮性卵巢癌患者中，賀爾蒙療法對生存率沒有不良影響。對於有乳腺癌病史的女性而言，研究結論是應該禁止使用系統性的 MHT。

考慮到乳腺癌是女性的常見癌症之一，我知道，許多讀到最後一句話的女性可能會嘆氣、尖叫或哭泣；在經歷過癌症治療後，緩解更年期症狀的機會還要遭到剝奪，這可能會讓人感到格外侮辱。這就是為什麼我想要介紹一項 2022 年的後續分析，這篇分析是針對超過八千名丹麥更年期後的乳腺癌倖存者，使用各類賀爾蒙療法的評估。在這項研究中，研究人員研究了專門接受過早期雌激素受體陽性乳腺癌治療的女性。他們得出的結論是，陰道雌激素或 MHT 與復發或死亡風險的增加無關。然而，他們確實發現，在使用芳香化酶抑制劑（有時用於激素受體陽性乳腺癌治療）的女性中，使用陰道雌激素會增加復發風險，但不會影響死亡風險。

我分享這些相互矛盾的結果並不是要混淆你，而是要強調，為何尋求一位會為乳腺癌康復患者實踐最新科學的賀爾蒙療法專科醫師會如此重要。再次強調，是否使用賀爾蒙療法，需要仔細考慮所治療的癌症類型和階段以及當前藥物的使用。

如果你是 BRCA1 和 BRCA2 基因突變的帶原者，關於是否能使用 MHT，你可能已經遭到明確拒絕，或接收相互矛盾的資訊。如果不熟悉 BRCA1 和 BRCA2 兩種基因，這些是增加乳腺癌和卵巢癌風險的突變基因。這方面的資料將 BRCA 帶原者分為兩組：

1. 已經進行了雙側卵巢切除術（風險減少性雙側輸卵管卵巢切除術，RRBSO）的女性；以及沒有進行 RRBSO 的女性。

2. 在已進行 RRBSO 的個體中，研究顯示使用 MHT 不會增加乳腺癌風險。由於 RRBSO 的建議適用年齡是年輕女性（BRCA1 基因帶原者在 35 到 40 歲之間，BRCA2 基因帶原者在 40 到 45 歲之間），因此賀爾蒙療法對於減少由於雌激素過低而可能發生的慢性疾病（如骨質疏鬆和心臟病）尤其重要。如果沒有進行 RRBSO，應與你的醫師討論這些選擇。

MHT可能的副作用以及一些實用策略

假設你在和醫師討論並仔細思考過個人健康史後，準備開始採用賀爾蒙療法。那接下來該怎麼辦？首先，我必須很抱歉地告訴你，症狀不會立即緩解。這需要時間，通常大約 4 週後才會生效，但每個人對賀爾蒙療法的反應也有可能不同。請記住，你可能需要調整劑量、給藥系統或時間安排，直到找到最有效的療程為止。

你可能會立刻察覺某些副作用的發生。我會把這些完整可能性告知我的病患，但很多人在副作用出現時仍會感到驚訝或擔憂。所以現在讓我們來看看一些潛在的副作用和應對策略。

◎ **雌激素療法或雌激素 - 黃體素療法的潛在副作用標**

以下會列出一些副作用，但可以在每種處方藥的文獻中找到完整副作用列表。而若想瞭解複方藥物的副作用，請詢問藥劑師。

較常見的副作用包括：
- 不正常子宮出血（開始出血或狀況重新出現）
- 乳房脹痛（有時伴隨增大）

較不常見的副作用包括：
- 噁心
- 腹部脹氣
- 四肢水腫
- 角膜形狀變化（有時會導致配戴隱形眼鏡不適）
- 頭痛（有時為偏頭痛）
- 眩暈

在使用雌激素 - 黃體素療法，特別是使用合成黃體素時：
- 情緒變化
- 血管水腫（腫脹，通常發生在眼睛、嘴唇和陰唇）
- 膽結石，胰臟炎

任何人都不希望遇到不正常出血的狀況，但卻十分常見：有 40% 的患者在開始賀爾蒙療法後會出現不正常出血，這也是我接到患者來電的首要原因。我會安慰他們，這個情況是預料之內而且十分正常；我們只是「叫醒」一段時間以來處於靜止狀態的身體組織而已。這個常見副作用有個好消息：身體通常會自行痊癒。但在某些情況下，使用策略來調理可能會有所幫助（見下文）。如果不正長出血持續超過 4 到 6 個月，則需要進行骨盆超聲波檢查來看看子宮內膜腔的狀況，並在需要時進行子宮內膜活體檢測或子宮鏡檢查。

◎ 副作用的調理

如果有副作用，以下策略可能會有所幫助。藥物和劑量的變動需要與醫師或處方提供者討論。

若有水腫狀況，請嘗試：
- 限制鹽分攝取
- 確保足夠的水分攝取
- 運動
- 使用輕度處方利尿劑

若有脹氣狀況，請嘗試：
- 改為使用低劑量的非口服連續性雌激素
- 降低黃體素劑量，以保護子宮

- 換成其他黃體素或微粒化黃體素

若有乳房脹痛狀況，請嘗試：
- 降低雌激素劑量
- 換成其他雌激素
- 限制鹽分攝取
- 改為使用其他黃體素
- 減少咖啡因和巧克力的攝取

若有頭痛狀況，請嘗試：
- 換成非口服連續性雌激素
- 降低雌激素或黃體素的劑量，或兩者皆降低
- 更換為連續聯合療程
- 換成黃體素或 19- 去孕烯衍生物
- 確保足夠的水分攝取
- 限制鹽分、咖啡因和酒精

若有情緒變化狀況，請嘗試：
- 與臨床醫師或治療師討論是否先前有憂鬱或焦慮情況
- 降低黃體素劑量
- 更換為其他黃體素或微粒化黃體素

- 將系統性黃體素更換為黃體素宮內系統
- 改為連續聯合雌激素 - 黃體素療程
- 確保足夠的水分攝取
- 限制鹽分、咖啡因和酒精攝取

若有噁心狀況，請嘗試：

- 口服雌激素時，飯後或睡前服用藥片
- 換成其他口服雌激素
- 換成非口服雌激素
- 降低雌激素或黃體素劑量

若有出血狀況，請嘗試：

- 降低雌激素劑量或增加黃體素，或換成無黃體素的聯合製劑

注意：目前唯一可用的聯合製劑是 Duavee，這是一種選擇性雌激素受體調節劑（SERM），由於沒有通用版本，可能比較昂貴。

展開冒險：停經篇

恭喜你，賀爾蒙療法章節已經閱讀完畢！呼，我知道這一章的內容很長，但真心希望這些資訊能幫助你更能駕馭自己的停經之旅及往後的生活。

我猜，本章結束時，你可能會處於以下兩種情況之一，因此我建議根據自身情況，進一步閱讀本書：

情況1：準備與醫療提供者商討如何展開賀爾蒙療法。如果屬於此狀況，我建議閱讀下一章，能夠幫助你與醫師討論，並獲得開始賀爾蒙療法的所需資訊。別忘了查閱「更年期工具箱」中的其他策略，對你往後的療程也有所幫助。

情況2：意識到賀爾蒙療法不適合你，可能是因為有禁忌症，也可能是因為不願意採用。如果屬於這個群體，可以略過下一章與醫師相關的賀爾蒙療法問題和資源，但本章的大部分內容對你仍然會有所幫助，尤其是從第161頁開始的「如何善用年度健康檢查來應對賀爾蒙變化」此部分，請不要跳過這一章！在「更年期工具箱」中，你還會找到許多非賀爾蒙介入措施，可以幫助你減輕症狀，並降低因賀爾蒙下降而帶來的健康風險，這是更年期過渡期的典型特徵。

無論是哪一種情況，你都有選擇的權利。越早採取賀爾蒙或非賀爾蒙的策略，就能越早能夠緩和症狀，而身心也會更能適應停經過程中出現的變化。

第八章
為預約看診做準備

我為更年期做足了準備。

我真的有準備。但是顯然這些準備沒有用。不論我做了多少，包含內在調整、選擇有機食物、保持運動習慣或減少壓力，圍停經期還是會把我打敗。我知道有些人幾乎輕鬆度過了這一階段，但我沒有。我51歲，還有月經。但在過去5年，我已經變成了一個空殼。我胖了20公斤，無論做什麼努力都沒辦法減重。我已經服用了各種天然補充劑來緩解日益增加且不斷惡化的症狀，例如疲勞（這個詞遠不足以描述我有多累）、對任何事物都缺乏興趣、情緒低落和波動、無法集中注意力與腦霧、關節和身體疼痛、熱潮紅和夜間出汗、間歇性失眠，還有，別忘了身分危機。在為孩子們奉獻了一生並樂於幫助他人之後，這就是我的回報嗎？

——喬蒂 P.

我寫這本書，是希望能帶來更年期的相關寶貴資源。但我必須承認，本書確實有所侷限；換言之，一本書無法代替醫師或醫療服務提供者的專業能力，因為他們最終還是會在圍停經期和更年期的期間，為你提供臨床支持。因此擁有願意傾聽並陪伴你度過更年過渡期的醫療提供者的確至關重要！

不幸的是，我知道在這個人生階段，想找到所需的醫療支持有多麼困難，因為很多人都曾與我分享失敗的經歷。不但遭到忽視，還無法與醫師討論並獲得有效治療方案。我也知道，這些經歷可能會讓人沮喪，但如果我告訴你，從現在開始，你可以開始想像截然不同的結果呢？你可以看到自己進入診所，帶著本章所提供強而有力的資訊，並在離開時可以獲得有效計畫來改善症狀。你能想像這一點嗎？這是很有可能發生的！我會保證你獲得一切所需資源來實現這一願景。

首先：找到最適合的更年期醫療提供者

如果已經擁有信任的醫師，那麼可能不需要本節資訊，可以直接跳到第151頁的「如何為預約看診做準備」，在那裡我會介紹如何與醫師討論治療選項，包含MHT。不過，在急著跳過這一部分之前，我想強調，即使你信任醫師，並在看診時感到舒適，他們也可能並不完全適合在更年期提供你所需要的照護。你可靠的家庭醫師，通常是感冒或喉嚨痛時的首選，但可能不太瞭解日漸變化的需求。即使是曾

為你分娩或操刀的優秀婦科醫師，也可能幾乎沒有接受過更年期照護的培訓，更可能沒有時間成為該領域的專家。我知道這是事實，因為我曾是那位婦科醫師，我完全承認，很多年來，我並非擁有足夠知識的更年期醫療提供者。我依賴在醫學院和住院醫師期間的訓練，但這完全不夠。我的意思是，你可以選擇離開現有醫師，尋找更能支持你當下健康需求的醫療提供者。

　　如果你想要擁有出色的更年期醫療提供者，我希望你能參考thepauselife.com，並使用我們的推薦醫師資料庫，你可以將所屬醫師診所推薦給我們的無偏見轉介計劃。如此一來，當你所在區域的其他女性也在尋找醫療提供者時，就可以發現你的推薦名單。

　　如果可以，最好的方式是先尋找你可以親自就診的醫師。因為面對面看診能夠讓醫師實地評估整體健康，而這樣的約診通常也會更有效率，因為醫師可以根據需要來提供專業治療或檢查。此外，面對面的照護也能讓你更容易表達問題和疑慮，並獲得即時回饋，也可以建立良好的醫病關係。然而，雖然我強調這一點，但我知道現實是，有些地區的專業照護資源有限，可能需要與醫師進行遠端連線。事實上，如果能找到會傾聽並尊重你的線上醫師，那比起當面就診卻遭到忽視要好得多！以下是尋找適合醫師的步驟：

1. 考慮保險給付範圍。

如果有健康保險並計劃使用保險給付，那麼需要查看有哪些「給

付範圍內」的醫師可供選擇。大多數保險公司提供搜尋功能，讓你可以輸入所在區域及所需科別。然而更年期照護通常不會列為常見分類，所以最好的方式是搜尋婦科醫師。如果找到一位可能適合的醫師，可以打電話詢問是否有治療更年期女性的經驗。如果無法找到適任醫師，請聯絡保險公司來瞭解是否有其他給付範圍內的優惠可使用。

2. 查閱我的推薦醫師名單。

我網站上所列的推薦醫師名單，是來自世界各地女性的推薦和見證，她們曾經體驗過出色的就診經歷，並希望與他人分享。我不認識名單上的醫師，但我的團隊會仔細審查每個推薦名單（會確認他們目前仍在執業，並核對聯絡方式）。如果你在當地找不到適合的醫師，也可以查閱更年期學會網站 menopause.org，並利用其「尋找更年期醫療提供者」資料庫來尋找所在地的醫師。不論如何找到可能的候選醫師，最好還是先致電確保這些醫師願意討論更年期，以及所有可能的治療選擇。

3. 請向你的醫師索取推薦名單。

如果帶著劇烈背痛或嚴重頭痛的症狀去看的家醫科或婦科醫師，他們可能會為你轉診至骨科或神經科醫師。面對更年期的症狀，應該採取相同方式！理想情況下，現任醫療服務提供者會意識到自己缺乏

相關知識，並願意幫助你找到專家，能夠專門處理你的需求。

4. 向認識的人索取推薦名單。

許多人覺得最放心的，是去看由認識的人推薦的醫師。問問朋友、家人、鄰居或同事是否能推薦更年期護理的醫師。你也可以查看所在地的臉書群組尋求建議。

5. 考慮採用線上更年期護理方案。

若找不到當地適合的醫師，也許能找到可以透過遠端醫療合作的醫師。幸運的是，越來越多醫療提供者提供此選項，進而增加了獲得高品質護理的機會。

如何為預約看診做準備

耶魯大學的研究人員查看了來自五十萬名女性在不同更年期階段的保險申請，發現其中三十萬的申請，與女性尋求醫療幫助來因應明顯的更年期症狀有關。然而，有 75% 的病患最終都沒有獲得應有治療。我分享這個見解有幾個原因。首先，這讓我有種想大聲咒罵並大喊「為什麼？」的衝動（然後我的先生就會探頭進來問我：「怎麼了？」）；第二，這恰恰證明，如果在尋求緩解更年期症狀的過程中遇到挫折，你並不孤單；第三，這也顯示出你應該如何為預約做準備：

需要的不僅僅是想提的疑問和症狀的細節，還需要有策略。成功的預約策略包含準備時間和資訊兩個方面。

◎ 時間

請考慮提前面對更年期症狀。在懷孕過程中，有專門的醫療預約稱為「孕前問診」。這個問診的目的，是幫助孕婦瞭解醫療護理，回顧可以選擇的方案，並瞭解可能出現的情況。雖然沒有對應的「更年期前」問診，但你能想像如果將這種預約作為女性健康護理的標準之一，這會對生活產生多麼深遠的影響嗎？我發現我的患者有個趨勢：不會等待整個過程自然發生，反而會自動提前制定計劃。這些患者希望在症狀出現之前就「預先應對」，並採取可能的預防措施。我完全支持這個積極的想法。

- 早點預約：我建議試著預約一天中最早的時間，如此可以確保醫師精力充足。我知道這聽起來可能是小事，但醫師也是人，隨著一天過去，他們的精力和注意力可能會下降。你在一大早可能可以見到精神狀態最佳的醫師。

- 瞭解預約性質：打電話預約時，請告訴接待人員，你有一些問題需要討論，如此接待人員就知道需要為你預留更多時間。如果時間允許，請不要指望將更年期相關問題包含在「健康婦女檢查」中，因為那是針對乳腺癌、子宮頸癌以及常見慢性病的檢查，並非專門為了更年期而設立。請務必說明你需要的是「問題諮詢」，如此可以確保

獲得更多的時間進行討論。

• 空腹前來：如果預約時間比較早（希望如此），請考慮空腹前來（午夜之後只喝水，不吃任何食物或飲料）。如此一來，若醫師準備進行某些需要空腹的檢查，就可以直接完成，而不必再安排其他時間回診。

◎ 資訊

• 家庭病史：寫下家庭病史，記錄哪些親屬曾患有何種疾病以及病發年齡。這是醫師會詢問的資訊，提前寫好可以節省時間並提供醫師所需資料。更重要的是，這些資訊可能會讓你有資格接受某些醫療檢查（原本可能不符合資格）。例如，如果你目前有疲勞症狀，且家族中有甲狀腺低下症病史，醫師可以利用這一點，增加保險公司給付檢查的可能性。家庭病史還可能決定是否適合某些激素治療。

• 症狀日誌：如果你還沒有著手進行，請開始記錄任何明顯的健康變化。記下任何新發生的疼痛、疲勞增加、胃腸問題、頭髮或皮膚的變化、體重增減、心理健康或記憶挑戰等。請盡可能詳細紀錄，因為你的醫師會希望知道這些症狀出現了多久，以及是否變得更加嚴重或減輕。請參見附錄 C，第 321 頁，瞭解這類日誌的範本，並利用這個頁面作為自己記錄的起點。

• 瞭解個人偏好：考慮對於管理症狀和長期健康的偏好。是否考

慮激素治療，還是更喜歡非激素療法？是否接受醫師對於改變生活方式的建議？考慮目標以及希望如何達成，並準備好將具體內容與醫療提供者分享。請準備好為自己發聲，同時清楚表達自己是根據病史在請求醫師提供專業的醫療意見。醫師如何回應這種對合作式醫患關係的邀請，應該能告訴你許多資訊，讓你瞭解醫師是否能提供所需的護理資訊。

這裡有一些問題，幫助你與合適的醫師對接（提供的答案也能幫助你進一步完善個人更年期護理的偏好）。

- 你對開立 MHT 的經驗與訓練有何瞭解？你對最新的研究和指南有多熟悉？
- 你是否成功使用 MHT 治療過與我類似症狀的患者？能提供具體例子嗎？
- 你如何時時更新關於更年期及激素治療領域的最新研究？
- 你是否願意討論，並考慮採用在 MHT 之外的替代或輔助治療，讓我的治療計劃能夠完善？
- 你如何處理 MHT 的潛在副作用，並採取哪些步驟來盡可能消彌相關風險？
- 你是否願意根據患者的偏好探索不同形式的 MHT，並如何根據個人生活方式調整治療計劃？
- 你如何支持那些可能有意從其他醫療提供者轉為來尋求 MHT

治療的患者？

• 如果我們經過共同決策後，認為我不適合使用 MHT，你將如何治療我的更年期？

◎ 關於更年期賀爾蒙治療的最新科學資料

我並不希望將提供科學證據的責任交給你，因為你的身分是患者而非醫師，但為了最佳利益，你應該準備好關鍵資訊。原因如下：如今很少有醫師接受過正式的更年期醫學培訓，而在大多數情況下，大多數醫師每年需要重新認證的證照（例如，婦產科醫學會的認證要求）並未將更年期的最新科學納入其中。這一點在更年期激素治療方面尤其明顯。換句話說，你可能需要幫助醫療提供者，這樣他們才能提供協助。

如今，大多數醫療人員都疲憊不堪且超時工作，並且還面臨巨大壓力，需要把每個預約壓縮在 15 分鐘內。你去看診時，請記住這一點。或許可以用螢光筆畫線書中的重要資訊，並讓新醫師閱讀這些內容。或者，也可以參考以下有關更年期激素治療使用的最新聲明和統計資料，以及一份非常有用的更年期問卷。我已經將這些關鍵的實用資訊整理在附錄 A（聲明與統計）和附錄 B（格林量表）中，你可以剪下來帶去診所，如果不想帶整本書，也可以單獨帶這些資料。無論如何，請準備好這麼說：「這些資訊來自可信來源，是關於賀爾蒙治療在更年期女性之中的使用方式。我希望我們能一起找出最適合我目

前症狀的治療方案。」

關於更年期賀爾蒙治療的更新聲明與統計

2022 年，北美更年期學會（NAMS，現為更年期學會）發表了賀爾蒙治療的更新立場聲明，《2022 年北美更年期學會賀爾蒙治療立場聲明》（Menopause. 2022;29[7]:767-794. doi: 10.1097/GME.0000000000002028），其共識是：**對於 60 歲以下且距離更年期不到 10 年的健康女性來說，賀爾蒙治療的益處超過風險。這一更新是對之前建議的重大修正，之前的建議是，僅在嚴重症狀的情況下且僅使用最低劑量、最短時間內才推薦使用 MHT。**

2020 年，美國心臟協會發表了《更年期過渡與心血管疾病風險：對早期預防時機的啟示：來自美國心臟協會的科學聲明》。該聲明確立了更年期過渡所引起的心血管風險加速增加，並強調了早期介入策略對減少這一風險的重要性。研究發現，若接受賀爾蒙治療並配合採用綜合營養和生活方式介入的女性，罹患心血管疾病的風險較低，且較少出現負面疾病結果。

美國食品藥品監督管理局（FDA）已經核准了 MHT 來治療與更年期相關的四種疾病：

1. 血管運動症狀：包括熱潮紅、夜間盜汗、心悸、睡眠障礙

2. 骨質疏鬆：包括骨骼變弱和骨質疏鬆

3. 早發性雌激素缺乏症：由於更年期或由於手術（如卵巢切除術，是否伴隨子宮切除術）、輻射或化療所引起的雌激素缺乏

4. 生殖泌尿症狀：包括頻繁尿急、尿痛、尿道感染、陰道乾燥、性交疼痛

此外，研究（見第八章參考文獻）顯示，賀爾蒙療法可幫助改善與以下疾病相關的症狀：

- 肌少症（肌肉量減少）：賀爾蒙療法可以對抗因衰老、雌激素減少及更年期過渡所引起的肌肉減少症。

- 認知問題：如果在雙側卵巢切除術後立即開始雌激素治療，可能會對認知能力產生某些益處。

- 皮膚和頭髮問題：包括頭髮變細、皮膚變薄、容易瘀傷和皮膚彈性減少。

- 關節疼痛：參與多項研究的女性報告稱，與安慰劑相比，賀爾蒙治療能減少關節疼痛或僵硬。

- 糖尿病：儘管 FDA 尚未核准用於治療第 2 型糖尿病，但對於那些患有第 2 型糖尿病的健康女性而言，賀爾蒙療法在管理更年期症狀的過程中，可能會改善血糖控制的狀況。

- 憂鬱症：雖然 FDA 尚未核准賀爾蒙療法用於治療憂鬱症，但在中老年女性中，若用來治療更年期症狀，採用賀爾蒙療法可能為抗

憂鬱藥物的臨床反應帶來輔助效果。

格林量表：為醫師幫助你的過程提供協助

除了上述更新的 MHT 資訊外，你還可以在預約更年期醫師前完成格林量表問卷。這一症狀檢查表首次設計於 1976 年，自那以後不斷更新，至今仍廣泛用作確定更年期過渡期間治療需求的工具。

在下方的更年期症狀評分表中，請根據每個症狀的嚴重程度進行評分：1 分表示輕微，2 分表示中等，3 分表示嚴重，0 分表示無此症狀。

得分 15 分或以上，通常表示這些症狀的起因可能是雌激素缺乏，而我在臨床上通常就會立即開始討論治療方案。若女性出現症狀，常見的分數範圍為 20 至 50 分；充分接受量身打造的治療後，分數通常能在 3 到 6 個月內降至 10 分或以下。

症狀	評分
熱潮紅	_____
頭暈	_____
頭痛	_____
易怒	_____
憂鬱	_____
不被喜歡的感覺	_____
焦慮	_____
情緒變化	_____
失眠	_____
異常疲倦	_____
背痛	_____
關節痛	_____
肌肉痛	_____
臉部新毛	_____
皮膚乾燥	_____
皮下蠕動感	_____
性慾減退	_____
陰道乾燥	_____
性交不適	_____
尿頻	_____
總計	_____

表格來源：Greene JG. Constructing a standard climacteric standard. Maturitas 1998;29:25-31.

尋找適合醫療人員的過程可能尚未結束的警訊

我希望我能這麼說：一旦找到了適合的醫療人員，也為了預約做足準備，接下來的一切將會順利進行，但我卻無法保證這一點。現實恰恰相反：預約結果無法預測。我希望有好結果，但如果你聽到以下幾點，我會認為這些是暗示結果不理想的徵兆。如果聽到以下任何內容，我建議繼續尋找適合的醫療人員：

- 「抱歉，這只是人生中的一個階段。」

是的，更年期是自然的過渡階段，但這並不代表你必須無助忍受更年期的症狀。其他不可接受的類似說法還包括「這只是新常態」和「你必須自己處理這些症狀」。請繼續尋找適任的醫師。

- 「我不會開立更年期賀爾蒙療法（MHT）。」

如果醫療提供者告訴你，他們不開立賀爾蒙療法，這也不可接受。最終的選擇權在你，至少你應該有機會與醫師討論賀爾蒙療法是否適合你，也將個人醫療史納入考量。這個討論過程應該是十分細膩詳盡，而不是簡單的一句「不行」。如果他們繼續拒絕，請尋找其他醫師。

- 「我只會在特定時間範圍內開立賀爾蒙療法。」

不要讓醫師強加不必要的時間限制，例如，只開立一次或一兩年。負責任的醫師應該堅持監測處方藥物的副作用，但 MHT 使用時長應該是過程中持續討論的問題。如果症狀持續發生，仍然需要獲得

幫助以良好控制。

如何善用年度健康檢查結果來應對賀爾蒙變化

我希望你有年度體檢的習慣。這些每年的例行檢查旨在檢查一系列常見的疾病和狀況。這些檢查很重要。你可以向專科醫師要求進行年度健康檢查，或者詢問更年期醫療提供者是否應該由他們來進行這項檢查。不論是哪種情況，若瞭解一些標準血液檢查的目的，並考慮採用一些更年期相關的重要附加檢查，就能善用預約所帶來的價值。

◎ 標準血液檢查以及要求的附加檢查

關於潛在費用和保險給付的說明：保險幾乎會給付檢查的問診及相關的血液檢查，但很難預測會給付哪些附加檢查。有些公司不會為健康檢查之外的項目支付費用，而其他公司則可能也是如此。因此，你可能會希望在聚焦於更年期症狀的問診中要求一些附加檢查（保險公司更有可能給付與具體症狀和病史相關的檢查），而不是在年度健康檢查期間進行這些檢查。

- **全血計數（CBC）、綜合代謝（CMP）和脂質檢查**

這三項檢查是標準檢查，保險通常會在年度檢查中給付這些檢查，無需有任何症狀。

全血計數（CBC）：這項檢查會測量並計算所有血液細胞，包括紅血球、白血球、血小板、血紅蛋白和紅細胞的比例。該檢查的結果可用於診斷潛在的感染，這些感染可能導致白血球計數升高或降低；白血病或淋巴瘤；貧血；或某些維他命缺乏症。

綜合代謝（CMP）：此檢查會顯示有關代謝、肝臟和腎功能的詳細資訊。CMP檢查電解質，如鈉、鈣和鉀；白蛋白；血尿素氮；二氧化碳；氯化物；肌酐；葡萄糖；總膽紅素和蛋白質；以及肝酶。

- **脂質（空腹抽血）**：這項檢查會測量你的高密度脂蛋白（HDL，所謂好膽固醇）、低密度脂蛋白（LDL，所謂壞膽固醇）和三酸甘油脂。這些膽固醇會提供有關你整體心臟健康的資訊，醫師會檢視這些結果並與你討論其具體情況。如果想更進一步，可以利用檢查結果計算HDL與三酸甘油脂的比率。根據《美國心臟協會雜誌》上發表的研究，這一比率可能是預測女性（特別是更年期後女性）主要心血管不良事件的有效指標。若要計算HDL與三酸甘油脂比率，只需將三酸甘油脂數值除以HDL數值（mg/dL或mmol/L），然後將結果與以下標準比較：

理想：2.0或更低

良好：4.0到6.0

不良：超過6.0

如果比率是理想或良好，請繼續檢查每次膽固醇檢測的結果。如果結果不佳，請儘早與醫師討論。還可以開始根據「更年期工具箱」

中的「膽固醇過高、三酸甘油脂過高」條目（見第 247 頁）來應用營養變化和其他策略。

- **脂蛋白 (a) 和載脂蛋白 B，也就是 Lp (a) 和 ApoB。**

ApoB 和 Lp(a) 是醫療專業人員檢查的兩個重要指標，用來評估罹患心臟病的風險，特別是在 HDL 與三酸甘油脂比率處於「不良」範圍時，這些檢查尤其重要。

讓我用簡單的語言解釋為何這些檢查很重要。ApoB 是血液中一種蛋白質，負責將膽固醇運送到身體的各個部位，包括動脈。ApoB 過高與動脈硬化的風險增加有關，這是一種脂肪沉積在動脈中，可能導致心臟病和中風的情況。藉由 ApoB 檢查，相較於僅單純測量 LDL 膽固醇，醫師能更準確瞭解血液中的有害膽固醇多寡，可以更精確評估罹患心臟病的風險。

Lp(a) 是血液中的一種膽固醇顆粒類型，過高的 Lp(a) 與增加心臟病風險有關，特別是在冠狀動脈病方面。升高的 Lp(a) 會促使動脈中硬塊的形成，這可能導致心臟病發作和其他心血管問題。檢查 Lp(a) 有助於辨識心臟病的遺傳易感性為何。

檢查 ApoB 和 Lp(a) 很重要，因為這些指標提供了更全面的心血管風險評估，遠超於傳統膽固醇檢查能提供的資訊。瞭解這些指標，可以幫助醫師調整治療計劃或建議如何改變生活方式，藉此降低心臟病風險。與醫療提供者討論檢查結果非常重要，可以藉此瞭解個人風

險,並訂定維持或改善心臟健康的計劃。

◎ 血紅蛋白 A1c（HbA1c）

HbA1c 檢查會測量過去 2 到 3 個月的平均血糖。HbA1c 越高,罹患第二型糖尿病的風險越大。HbA1c 指標高也可能會增加罹患阿茲海默症和癌症的風險。

請要求進行這個附加檢查:如果你有肥胖症狀、黑棘皮病或其他已知的胰島素阻抗風險因子的家族史,可能會想考慮要求進行胰島素阻抗自我調節模型（HOMA-IR）檢查。HOMA-IR 藉由將空腹血糖除以空腹血糖,來評估對胰島素的反應。

◎ 甲狀腺

年度體檢血液檢查通常會檢查甲狀腺刺激激素（TSH）,這是評估甲狀腺功能的重要指標。然而,在某些情況下,僅檢測 TSH 無法發現潛在的甲狀腺問題。

請要求進行這個附加檢查:請要求進行綜合甲狀腺檢查,這包括 TSH、游離 T4、游離 T3、反向 T3,以及兩種甲狀腺抗體:抗 TPO 和抗甲狀腺球蛋白。如果有如慢性疲勞、怕冷、掉髮、健忘、便秘、原因不明的體重增加或減少等症狀,或感覺到憂鬱,我強烈建議要求測量這些具體指標。甲狀腺疾病往往長期缺乏診斷,因此下次看醫生時,請務必進行這套綜合檢查。

◎ 維他命 D

平均來說，42% 的患者攝取的維他命 D 不足，這一比例隨著年齡增長和更年期的到來而惡化。原因可能是由於所處地理位置（即陽光照射有限）、較深的皮膚色澤（限制了吸收）、基因問題、吸收問題或腎臟疾病所致。低維他命 D 可能更容易患上骨質疏鬆，而這一重要營養素的健康狀況可能有助於支持免疫系統和心臟健康。

請要求這些附加檢查：鋅和鎂。鋅在細胞生成和免疫功能中扮演重要角色。當缺乏鋅時，身體無法產生健康細胞，這會導致症狀發生，如不知名的體重減輕、傷口不癒、警覺性下降，以及嗅覺和味覺減退。

也應該要檢查鎂的含量，因為缺乏鎂與睡眠品質差、神經問題、情緒障礙、疲勞、肌肉抽筋、頭痛以及頭髮和指甲脆弱有關。鎂對心臟健康、血壓以及維持甲狀腺平衡也扮演重要角色。

◎ 非標準血液檢查

以下這些檢查並非所有病患都會定期檢查，但我認為在更年期時檢查這些項目很重要，且任何醫師都可以藉由在檢查單上勾選幾個選項，來要求患者進行檢查（但再次提醒，保險是否給付可能是另一個問題，而正確的文書工作也至關重要）。我會向我所有的更年期診所患者推薦這些檢查。

- **貧血（鐵、鐵蛋白、葉酸和維他命 B$_{12}$）**

雖然 CBC 會檢查貧血，但我想要向進入更年期過渡期的女性推薦這個更全面的方法。更年期貧血是慢性疲勞的主要原因，而慢性疲勞影響超過 70% 的更年期後女性，因此這對我所有的病患來說都很重要。維他命 B$_{12}$ 攝取不足，在素食者和純素者中很常見；但由於濫用抗生素或乳糜瀉，或克羅恩病所引起的營養吸收問題，也可能會出現在雜食者身上。缺乏鐵質可表現為貧血甚至甲狀腺功能低下。即使並未患有貧血（可藉由 CBC 檢察出來），仍可能會缺乏鐵質，因此單獨檢查鐵和鐵蛋白相當重要。

- **慢性發炎檢查：高敏感 C 反應蛋白（hsCRP）和紅血球沉降率（ESR）**

當雌激素在更年過渡期開始下降時，抗發炎的功效就會消失，因而造成慢性的非特異性發炎。你可以測量特定的發炎指標，檢查並監控發炎狀況，如高敏感 C 反應蛋白（hsCRP）、紅血球沉降率（ESR）和血漿黏度都可以參考。我建議我的病患在改變任何生活方式前後約 4 個月，檢查這些指標。這些結果可以確定在幫助降低這些指標的方面，營養、飲食、補充劑、藥物介入措施的效果如何。

HsCRP 是肝臟在發炎反應中自然產生的。血液中過高的 CRP 可能由是多種發炎狀況所引起。ESR 檢測也能幫助醫師辨識目前是否正在發炎。這兩項檢查最初是用來建立發炎的基準值，如果患者需要採

用降低發炎的策略，我們可以利用這個基準來追蹤改進情況。如果我們無法藉由介入手段來降低這些指標，就會開始調查導致這些指標升高的其他原因。

記住自我照護的重要

希望你能夠利用本章中的資訊和工具為輔，為自己爭取品質更佳的更年期醫療服務。在探索的過程中，希望你把重心先放在自我照護，如獲得高品質睡眠、開始進行減壓練習、採用抗發炎飲食並定期運動。雖然這些生活方式與策略並不能保證可以消除所有症狀，但若能持續進行，必定可以帶來緩解，且能為健康帶來正面影響。

Part3

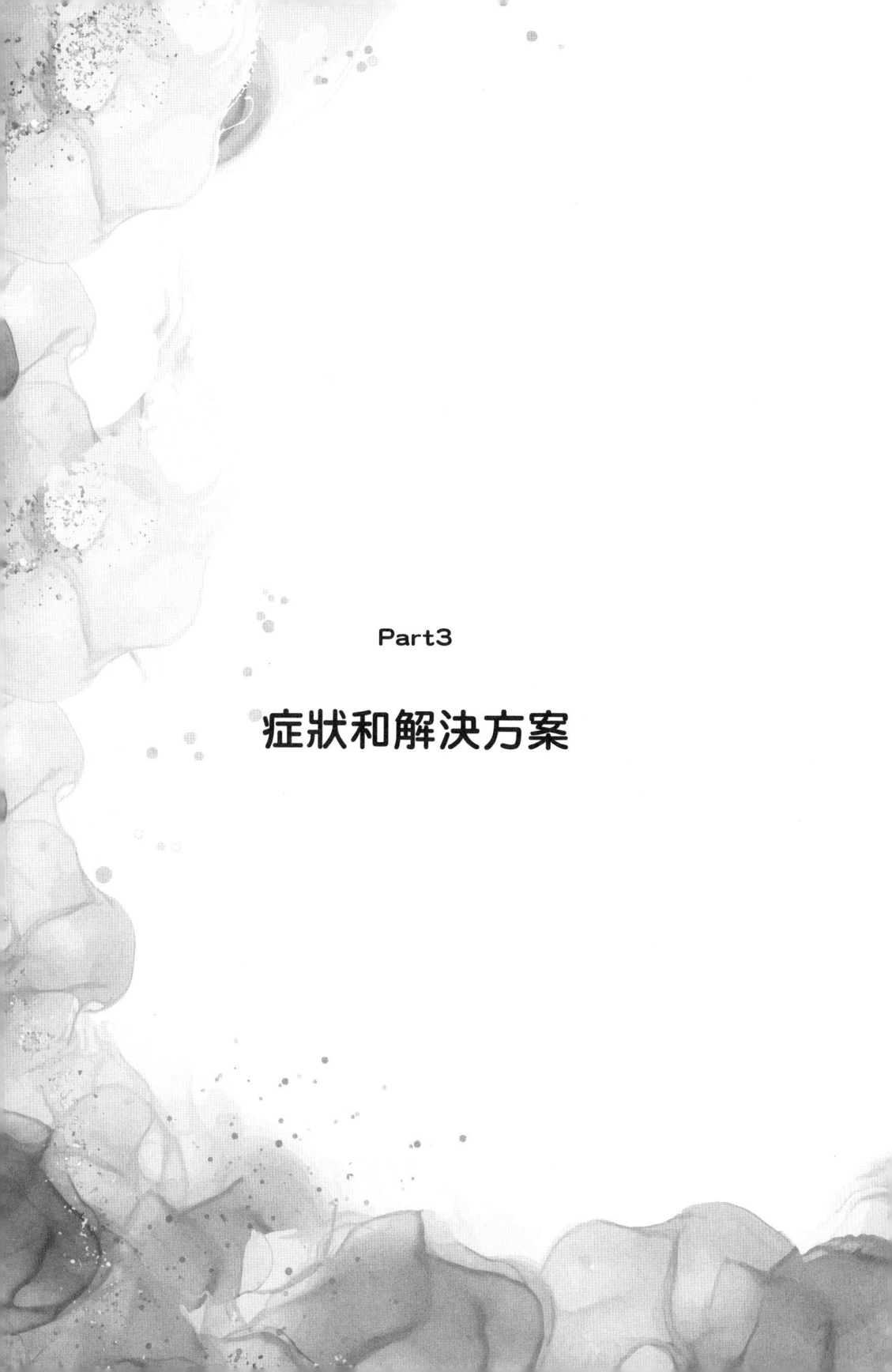

症狀和解決方案

第九章

對更年期健康有益的日常行為

　　根據我在醫學院與執業生涯的所學,更年期症狀通常包含熱潮紅、夜間盜汗,以及生殖泌尿症候群;此外也學到罹患骨質疏鬆的風險會變高。但基本上就這樣而已。我現在不是要小題大作,但事實是,更年期在數年後會帶來好幾種症狀與徵兆(請看第184頁)。

　　我這代的醫學生和婦產科醫師對更年期的訓練很有限:可能在醫學院只有為期1小時的課程,以及額外6小時的住院醫師服務。沒有所謂的「更年期診所」,意思是沒有受過更年期專業照護訓練的醫療人員。而在我擔任住院醫師期間的尾聲,由於WHI研究的發現所致,我們那時的假設是賀爾蒙療法十分危險(相關討論請見第三章)。

　　從我開始承接住院醫師工作後的每一年,我都會持續接受醫學教育,達成專科執照的考試要求。備考時我讀了數千篇美國婦產科醫學會(ABOG)所搜集的文獻,但與更年期有關的文章僅能想起寥寥數篇。事實上,在我們專科執照考試的文獻分類中,沒有「更年期」這個分類。外科手術、產科、小兒婦科與醫療倫理一應俱全,但卻沒有

與更年期有關的特定分類。

老實說，我現在已經意識到，自己提供的更年期照護品質一直都很差勁。我完全仰賴 ABOG 提供的資訊，而居然就認為自己已經完全準備好照顧更年期女性了。雖然我對自己在婦產科訓練時學到的知識相當有自信，但我現在也知道，就我的所知所學，與更年期女性的理想健康狀態之前仍然隔了很大一道鴻溝。

我對更年期的認知開始改變，是因為有三件事情幾乎同時發生：我自己進入更年期；我的患者紛紛開始進入更年期（我們的年齡差不多）；我也開始在社群媒體上分享更年期相關內容。我發現，我的身體出現很多原因不明的症狀和變化。我的膽固醇突然升高了，但我不論是飲食或運動方面都沒有任何改變。關節疼痛的狀況變嚴重了，但我卻沒有受傷。此外，疲勞感對我的生活也有嚴重干擾。我也發現我有很多病人都在抱怨差不多的事情，而開始在社群媒體上分享症狀後，更是收到了數千則「我也是！」的回覆。

我完全不知道膽固醇升高、關節痛和疲憊可能是更年期造成的。我的粉絲也會問，某種症狀有沒有可能和更年期的賀爾蒙變化有關。像是五十肩、暈眩，以及顳頜關節紊亂症等等，「是否可能和更年期有關呢？」這些問題不斷出現，我也開始觀察到一些跡象。為了提供協助，也為了滿足我對醫學的旺盛好奇心，我開始深入研究最近的科學文獻，並發現明顯證據：是的，在很多狀況下，這些症狀和更年期

之間確實是有連結的。我相當震驚。記得嗎？我對更年期的認知只停留在那些「傳統症狀」上面。我受到的教育也告訴我，女性心理上的問題很容易會轉化為生理上的症狀。然而，在多個器官系統中，症狀和疾病之間的連結的確有明確證據。不過這並非常識，也不會透過醫學生最常見的教育管道傳播。

　　能辨認出這個連結的證據是一回事，但更重要的是可以找到相關研究，能證明特定療法對於更年期某症狀實屬有效。在「更年期工具箱」中（從第184頁開始），我花費了大量心力介紹這些有效的療法，深入探究科學解方，或至少可能有幫助的方法。我發現，有明確證據可以證明，某些特定療法對於某些症狀的治療十分有效，或者有預防的效果。舉例來說，偏頭痛與身體組成改變這兩個症狀，在更年期研究領域中有許多分析與研究，因此「更年期工具箱」中提供的建議十分完整健全。但像是耳鳴與氣喘等症狀，直到最近才出現與更年期有關的證據。針對這些症狀，我已諮詢專業網站，瞭解相關治療方式。我們需要更多研究支持，才能更掌握這些症狀。值得慶幸的是，目前大眾對於更年期的興趣與關注，比起以往還要來得多。希望這能為更年期的科學研究吸引更多投資，進而改善這些症狀的治療方案，減緩更多更年期帶來的不適。

　　在閱讀數百篇文獻後，我得出了一個明確的結論：想在更年期後打造健康身體，其實有一些共同的真理可以依循。**第一條真理：良好的更年期健康狀況並非偶然。第二條真理：永遠不可能藉由單種藥物、**

營養品或療法，就能達成更年期健康。與此相反，這是一系列日常行為與習慣結合的結果，卻往往是許多人過往所忽略的（或只是僥倖不被年輕時不一致的狀況所影響）。這些日常行為的重點，就是「更年期工具箱」所要強調的關鍵元素：營養攝取、運動、藥物治療，以及營養品的補充。若可以注意這些生活中的面向，也能在之中建立正向又健康的模式，那麼就可以改善更年過渡期與之後的生活品質。此外，也會減少未來發生慢性疾病的風險。讓我們逐一深入瞭解這些關鍵元素。

抗發炎營養素

「更年期工具箱」的核心基礎就是抗發炎營養素。隨著雌激素在更年過渡期間逐漸下降，你會大量流失抗發炎的珍貴盟友。但某方面可以藉由良好飲食控制，來彌補這些能對抗發炎的賀爾蒙流失。抗發炎營養素可以透過攝取健康油脂、瘦肉以及含有抗氧化劑的蔬果來補充，增加纖維質的攝取也有其功效。這也代表需要減少攝取酒精、加工肉類以及一般的加工食品。若大多數時間都維持這種飲食習慣，就可以減少許多更年期的症狀與副作用，如體重增加、骨質疏鬆，以及如心臟病和第二型糖尿病等慢性疾病的風險。

力量與耐力建立訓練

運動可以為改善身體健康帶來無與倫比的影響，包含心血管、新陳代謝，以及心理健康等，不論處於生命中的哪個階段，都是照顧自己的必備關鍵。在更年期的期間，賀爾蒙分泌減少會造成肌肉與骨質流失，因此你需要有策略地規劃運動方式，以此對抗這些症狀的影響。你必須運動，才能增加肌肉量與力量，也能妥善維持理想身材（而不是變成某種「超級苗條」的樣子）。最適合你的運動其實是阻力訓練，其中包含重訓，以及運用自己的身體重量完成一些簡單的功能性動作。此外，進行大量的有氧運動也十分重要，像是散步、慢跑或跑步都算在內，隨著年齡老化，可以增強呼吸系統和心血管的耐力。

有氧＋阻力訓練：黃金訓練菜單

有氧訓練，又稱 Cardio（心肺訓練），是一種持續的韻律運動，可提升心率與呼吸速度。有許多可以參考的選項，包含慢跑、單車、游泳、跳舞、划船、拳擊等（這也代表如果還沒找到喜歡的有氧運動，也可以嘗試看看別的選項）。證據顯示，有氧運動對於減少脂肪堆積特別有效，而脂肪累積恰恰是更年期時很容易出現的狀況。

若同時進行有氧與阻力訓練，可以獲得更佳運動效果。這個黃金組合是要打造健康身體組成的最佳選項，因為菜單中的有氧

> 訓練可以減脂,而阻力訓練則是協助增肌。重訓或如伏地挺身等運動會促進肌肉生成,可以對抗自然老化所造成的肌肉流失與新陳代謝下降。在此推薦這個話題的一本好書:嘉比瑞・里昂醫師的大作《肌肉抗老》(高寶出版)。

經實證的藥物治療

藥理學即醫療服務提供者所開立或建議的處方,藉此減少各種症狀,舉凡熱潮紅、夜間盜汗、骨質疏鬆、早發性雌激素缺乏、以及如陰道乾燥與頻尿等泌尿生殖症狀都包含在內。針對某些(但並非全部)更年期症狀而言,首選的藥物治療是更年期賀爾蒙療法。若有證據可證明 MHT 對減緩或消除某種更年期症狀有效,我會詳細說明。若沒有足夠研究支持 MHT 可用作緩和更年期特定症狀的療法,我也會明確指出。如果你不適合使用賀爾蒙療法(請參閱第七章內容,看看自己是否適合此療法),也有其他藥物或補充劑可以有效治療你的症狀。若需要藥物方面的治療,請務必徵詢曾受過更年期訓練的醫療人員,一一檢視症狀、目標與家族病史,以此為你找出最適合且最安全的治療方式。

有策略的營養補充劑攝取

在「更年期工具箱」中,可以找到一些緩和症狀的策略,其中包含特定營養補充劑的攝取。營養補充劑對於健康的維持扮演重要角色,特別是在缺乏特定營養素,或需要補充更多營養素以達成特定健康目標時更是如此。若已知臨床診療有所缺漏,就更希望醫療人員開立適合的營養補充劑劑量來彌補這個缺漏。然而,營養補充劑永遠都不能代替包含蔬果、瘦肉蛋白、全麥以及健康油脂等的健康飲食。這是因為沒有一種藥丸或藥粉,可以複製能夠從食物中攝取的豐富營養、纖維,以及對健康帶來的正向影響。我也想強調,攝取大量營養補充劑不會帶來任何超能力,讓你對抗因為營養缺乏造成的疾病。舉例來說,缺少維他命 C 會對免疫系統造成損傷,但大量攝取營養補充劑並不會提升對抗疾病的能力。我知道有些替代療法或營養補充劑公司會大力宣稱,攝取大劑量的補充劑會帶來奇蹟療效,但這根本就是假的(就算你買了超過身體需要的量,對這些公司而言也沒什麼影響)。

營養補充劑的劑量與安全性

營養補充劑十分普及,這也代表消費者有很多選擇,但也會造成疑惑,不曉得該如何選出最適合的選項。身為自家公司的醫療人員與營養補充劑的供應者,我建議可以優先選擇高品質、安

全、品質純淨的補充劑。以下是一些關鍵的考量因素，可以確保所選的營養補充劑安全、品質佳且純淨：

1. 第三方測試。聲譽佳的營養補充劑會投資第三方測試。這些獨立實驗室會分析營養補充劑的品質與效力，確保符合其說明。

2. 透明度。可信賴的品牌在採購、製造，以及品質控管的過程中皆十分透明。消費者必須得能輕易取得各項資訊，包含原物料的來源、如何製造，以及採用了哪些步驟以防止污染。

3. 避免使用專有混合物。某些營養補充劑會採用專有混合物，但在製作過程中不會區分各項補充劑的劑量，而是直接將原料混合使用。這種缺乏透明度的狀況，會讓消費者對自己真正攝入的營養品一無所知。最好還是選用明確列出內容物份量的商品為佳。

4. 檢查過敏原。若有過敏或敏感狀況，請謹慎閱讀說明，確保營養補充劑不含常見的過敏原，如麩質、豆類、乳製品或堅果。

在開始使用任何新的營養補充劑養生法之前，請諮詢專業的醫療人員，若你患有慢性疾病或正在服藥，更應該如此。你的醫師或其他醫療人員可以提供協助，確認哪些營養補充劑是安全的，且適合你的身體狀況。當然，也會想要確保合作的醫療人員

> 經過認證，有資格提供營養補充劑的使用協助（或也適用於任何健康相關的問題）。你可以查看醫療人員的證書，並確保他們擁有醫療保健或營養的背景，且符合醫療道德標準，藉此來確保他們符合資格。

除了在「更年期工具箱」中可以找到的更年期健康關鍵資訊，我也發現打造良好習慣，可以為生活中的其他面向帶來良好效果。這些習慣包含降低壓力、改善睡眠，以及參與社群互動。

降低壓力

慢性壓力不僅會降低生活品質，也會造成糖皮質激素過高。糖皮質激素是壓力賀爾蒙，皮質醇就是其中一種，在更年期賀爾蒙變化時，該賀爾蒙的升高會造成新陳代謝功能障礙，甚至有惡化的可能。壓力賀爾蒙會削弱免疫系統的功能，造成膽固醇過高，減少肌肉組織使用的葡萄糖，最終導致高血糖、胰島素阻抗與第二型糖尿病的風險升高。

開始減少壓力可以避免一部分的新陳代謝功能障礙。減少壓力也可以促進心理健康、改善整體幸福感，也緩和某些更年期的症狀。你可能已經發現有些活動可以減少壓力指數，而其中的關鍵是要持之以

恆。正念、冥想、呼吸練習、寫日記以及做瑜伽等方法，都可以隨著時間減少急性壓力指數。諮商也有幫助（如認知行為治療，CBT），因為可以鼓勵你辨識並挑戰常規想法、設定實際期望，並採用更實際的想法。

改善睡眠

更年期對於干擾睡眠方面可謂惡名昭彰；可能會造成夜間盜汗、煩躁不安、睡眠呼吸中止症，或其他可能會干擾睡眠，讓你無法恢復體力的症狀。與慢性壓力相同，睡眠品質差可能會造成皮質醇過高，也可能會提升睡眠相關慢性疾病的風險，如睡眠呼吸中止症與失眠，這可能會造成憂鬱症、高血壓、第二型糖尿病、心臟病與中風。在更年期的過渡期與停經後想獲得高品質睡眠，並不會自然而然發生。以下是一些實用的秘訣，可以讓你一夜好眠：

- 設定適合溫度。溫度介於攝氏 15 至 20 度間，可以帶來最佳睡眠品質。若無法達成這個溫度範圍，可以考慮在房間內放置直立式風扇，讓空氣循環良好。
- 規律運動。研究顯示，將規律運動變成日常習慣，可以讓你入睡更快速，也能提升睡眠時長與品質。運動的時間也會造成影響，對於某些人而言，在接近睡眠時間運動可能會造成入睡困難。請密切注意身體對運動的反應，並視情況休息與調整。

• 注意睡眠衛生。這在更年期時更加重要。你可以避免在下午三點後午睡，打造放鬆的睡眠儀式，並嚴格遵循睡眠生理時鐘，藉此可以獲得一夜好眠。除此之外，避免睡前飲食過量，並減少接觸藍光（特別是電視和智慧型手機螢幕發出的 LED 光線），也能讓你的睡眠品質大大提升。有個方便實用的妙招，就是不要把電子產品帶進臥室。

參與社群互動

進入更年期是十分孤獨的體驗，縱使你非常幸運，有一群年齡相仿的女性好友也是如此。這是由於圍停經期開始的確切年齡以及症狀的嚴重程度大不相同，而直到你的好友親身經歷更年期，她們才能「真正體會」你的感受。幸好在社群媒體以及其他線上社群中，有許多網友完全能夠體會這些感受，也能互相幫助，讓彼此在這段更年期旅程中比較不孤單，也比較不會對這些突然出現的奇怪症狀感到疑惑。

我在此提供免費資源，可以查詢我們的 Pause Life Community 以及其他出色的線上平台，其中包含 Hey Perry、Stripes、The Swell 以及 PeloPause。與瞭解你經歷，並願意以開放且誠實的心態討論的人連結，可以帶來珍貴的肯定感、資訊、策略、友誼，還有更多影響。

更年期最佳作法

以下項目是通用的「入門工具箱」，適用於每位進入更年期的女性。

營養
- 考慮間歇性斷食，可獲得抗發炎的效果（請參閱 204 頁即可深入瞭解）
- 善用營養追蹤機制：我最愛使用的是 Cronometer*
- 適量的蛋白質攝取：在理想體重的狀態下，每公斤每日至少 1.3-1.6 克的蛋白質
- 每日少於 25 克的添加糖
- 每日超過 25 克的纖維

運動
- 每日伸展
- 每日平衡訓練
- 阻力訓練：每週 3 日，逐漸增加重量（推、拉、腿訓練菜單）
- 心肺功能訓練

藥物治療
- 若好處大於風險,可考慮採用 MHT
- 依指示採用其他藥物

營養補充劑（若無法從食物攝取）
- 每日總量超過 25 克的纖維攝取
- Omega-3 脂肪酸,每日 2 克
- 維他命 D 每日 4,000 IU,搭配維他命 K 攝取
- 肌酸每日 5 克
- 特定的膠原蛋白肽,其中 Fortibone 可強化骨骼,Verisol 可強化皮膚膠原蛋白
- 選用:視風險因子／疾病添加薑黃、黃連素以及維生素 E

減少壓力
- 日照:曬太陽會增加大腦分泌的血清素,這是與心情和幸福感息息相關的神經傳導物質。
- 觸摸草地（實際觸摸）:根據研究顯示,接地,也就是空手或赤腳接觸大自然的表面（如草地或土壤）,可以降低壓力賀爾蒙並減少慢性發炎的標記。
- 其他策略:這點端看個人需求,可尋找適合自己的方式、瑜伽冥想、寫日記、與好友講電話、運動、設立界線、在沙灘上漫步或大

自然中健行等,有非常多美好的減壓策略。

• 限制酒精攝取:這似乎與常理相悖,因為人們很常「喝一杯」來放鬆身心,但我們對酒精的耐受度似乎會像賀爾蒙一樣直線下降(需要更多研究支持)。飲酒會加劇更年期時的焦慮感與低落情緒,更會嚴重擾亂睡眠品質。

改善睡眠

• 考慮使用穿戴式睡眠追蹤裝置。我自己也有使用,這幫助我瞭解會影響睡眠狀態的習慣。

• 培養良好的睡眠習慣。

第十章

更年期工具箱：以症狀為主的資源專區

　　我建立這個「工具箱」的主要目標是提供你一套工具，可以減緩更年期症狀並降低相關健康風險的增加機率。但我也希望這個「工具箱」有延伸功能；可以讓更多人敞開心胸（不論是社會大眾或醫療社群），接納更年期出現的各種症狀。我希望這長長的潛在症狀清單也可以證明，雖然不一定有經驗，但這些症狀確實存在，而也可能會在更年過渡期時，由於賀爾蒙開始產生變化而出現。醫療社群長期以來，都認為這些非典型的更年期症狀僅是由於年紀漸長所造成，但這就讓飽受更年期症狀所苦的患者沒機會接受治療、無法確認自己的症狀，也無法進行評估。若你在過去曾遭拒絕，無法接受適合的醫療照護或支援，我看到了你的狀況，也會在此為你提供協助。我希望這個「工具箱」可以為你賦予力量，能在這段生命中的重要轉換期主動管理自身健康與福祉。

如何使用「更年期工具箱」

我認為光是閱讀「工具箱」本身的資訊就已十分清楚，但我能想提供一些實用資訊。首先，這些內容會以字幕順序編排。某些症狀的成因相同，因此治療方式相似，而我會將這些症狀分到同一個類別。舉例來說，在更年期的期間毛髮稀疏、粉刺、體味，以及生長多餘毛髮等症狀都與雄激素升高有關，因此可以在「雄激素引發症狀」底下找到建議策略列表（而若單獨搜尋其中任何一項症狀，如體味，則可以透過交叉引用來查找這些症狀的討論標題）。

　　你會發現，各項症狀可用的策略有不同的數量和種類。如上所述，這是因為不同症狀的研究證據並非都十分充足。有些症狀有多項治療方式，包含補充營養素、藥物使用、營養補充劑攝取，以及運動等；但也有其他症狀僅能透過藥物使用的方式來緩解。針對有不同策略可以使用的症狀而言，我的建議往往會是先從食物補充足夠營養素，再來才是運動、用藥，最後才是攝取營養補充劑。不論決定嘗試哪一種策略，關鍵是必須持之以恆，也要具備耐性等待效果出現。

　　在圍停經期的期間，雄激素的分泌可能會相對增加；雄激素是一種性賀爾蒙（睪固酮就是其中一種），通常與肌肉發達與臉部毛髮增長等男性特徵息息相關。這裡的「相對」是指，雄激素的上升並非獨立事件，而是因應其他賀爾蒙和化學變化發生後出現的反應，包括：

• 性賀爾蒙結合球蛋白較少（SHBG）。雌激素和黃體素分泌的下降，會導致肝臟的性賀爾蒙結合球蛋白（SHBG）分泌減少。

SHBG 是一種蛋白質，在性賀爾蒙於血液中移動時會與其結合，並使賀爾蒙失去活性；因此當性賀爾蒙結合球蛋白的分泌下降時，血液中就會有更多的遊離而活躍的雄激素。

- 雄激素至雌激素的轉換數下降。在圍停經期時，你的卵泡數量下降；卵泡數量減少即代表雄激素至雌激素的轉換數減少。
- 腎上腺不斷分泌雄激素。某些雄激素是由腎上腺所分泌，而在卵巢雌激素分泌減少後，腎上腺的分泌相對來說變得更加顯著。對某些女性而言，相對增加的雄激素可能會造成性慾上升。

很重要的是，並非所有女性在圍停經期時，都會因雄激素上升造成症狀增加，而不同個體出現的症狀大不相同。這段過渡期的賀爾蒙平衡非常複雜，會受到基因與整體健康狀況影響。雄激素的相對增加可能會造成痤瘡、體味、頭髮稀疏、多餘毛髮生長這四種症狀的任一種出現。

痤瘡

我花費了數年與身體的症狀鬥爭，完全沒想到這是圍停經期惹的禍。我甚至連圍停經期是什麼都不知道！我的體重增加卻找不到原因、長了囊腫型痤瘡，也經歷了憂鬱症與子宮異常出血。我諮詢了許多醫師，也嘗試了多種營養補充劑和治療方式，卻完全沒人告訴我這可能是圍停經期的緣故。我的婦產科醫師與我年齡相仿，她非常同情

我，但卻對這些症狀完全沒頭緒，甚至也不知道這些症狀為何也發生在她身上！直到我看到哈弗醫師的臉書直播，我才找到答案！我最後做了子宮切除術來解決子宮異常出血的問題，因此不確定現在在更年期的哪個階段，要做血液檢查才能知道。與此同時，我也在實施加爾維斯敦飲食來控制我的症狀。這種飲食方式幫助我減緩症狀發生的頻率與嚴重程度，也讓我可以管理自身健康，這是過去沒有任何一位醫師考慮過的。

——瑪格麗特 W.

痤瘡是一種慢性發炎，會影響皮膚上的毛囊、毛幹與皮脂腺。若你在青少年期或年輕時長過痤瘡，應該會非常熟悉痤瘡的不同狀況，包含毛囊堵塞、白頭粉刺、黑頭粉刺，以及又痛又會留疤的囊腫型痤瘡。

有些人對於在中年期也會長痤瘡這件事感到意外，但這很合理；因為痤瘡通常會在賀爾蒙波動時期出現，也就是青春期或圍停經期。這是因為皮膚裡的皮脂腺大部分是由睪固酮與 DHEA 等雄激素所控制的；若在更年過渡期，你的雄激素相對增加，則可能會長成人痤瘡；如果在青春期曾長過粉刺，那就會再度復發。

在更年期時會更容易長痤瘡，這是由於水分、膠原蛋白與彈性蛋白的流失造成整體皮膚敏感。曝曬陽光、化妝、抽菸、藥物使用、壓力與缺乏睡眠都會讓皮膚敏感與老化，造成痤瘡出現。

◎ 改善更年期痤瘡的策略

市面上有很多管理與改善成人痤瘡的選項，而根據膚況的不同，最適合的治療方式也大不相同。治療痤瘡可以減少留疤，因此越早治療越好。

藉由持之以恆地實施特定生活方式，可以改善更年期痤瘡，也可以讓整體健康狀況更上一層樓。這些生活習慣包含：採取行動減少壓力；攝取低糖、高纖維且富含抗氧化劑的飲食；此外也要定期運動。若尚未找到適合中年膚質的護膚流程，請好好為自己設計。睡前進行這套護膚流程，在入眠時為皮膚提供足夠滋潤是非常重要的，這也可以減少痤瘡的發生。

若在更年期時長了痤瘡，請諮詢皮膚科醫師，設計一套最適合你膚況的護膚方案。護膚方案包含診內療程，可以治療痘疤並減緩皮膚老化。

藥物使用選項：輕度痤瘡可以經由長期局部療法而成功治療：

- 外用A酸：包括痘膚潤（0.3%）、A酸、A醇或A醛等處方藥物。其中，A酸的效果最佳，但可能會對敏感性皮膚造成刺激。
- 過氧化苯：可在藥局或透過處方箋購買，但應謹慎使用，因為可能會刺激皮膚並導致乾燥。
- 杜鵑花酸：是一種具有抗發炎與抗菌特性的處方藥物。還可以緩解發炎後的色素沈澱狀況。

• 達普頌凝膠：是一種抗菌與抗發炎的治療處方藥物，耐受性佳，可長期用作維持治療藥物。

過氧化苯與痘膚潤的處方箋聯合療法，或搭配 A 酸與克林黴素也有效果，但可能會更加刺激。不致粉刺的保濕霜可減少痤瘡發作。

其他治療選項包含服用口服避孕藥，在圍停經期可能會有所幫助，因為避孕藥會減少卵巢分泌的雄激素。不幸的是，目前沒有研究證明 MHT 可用做更年期痤瘡的治療方式。若你的痤瘡狀況介於中等至嚴重之間，或對外敷藥物具有抗藥性，則建議使用如抗雄激素藥物或口服 A 酸（isotretinoin）等系統性的療法。Spironolactone 是一種用於治療高血壓的利尿劑，因為它有抗雄激素的效果，所以常作為仿單標示外使用的用途。輸泌來錠通常是藥丸型態（處方箋），證明對於改善賀爾蒙與囊腫型痤瘡有所幫助。

體味

我在 43 歲時取出黃體酮子宮內避孕器。我的醫師告訴我，取出後可能還有機會懷孕，但卻沒有提到賀爾蒙變化帶來的衝擊。我開始掉頭髮（大量掉髮），頭頂周圍的頭髮也開始變薄；每次流汗的時候，身體開始散發可怕的洋蔥味，而私密部位也開始散發難聞的味道。我的頭皮開始長痘痘、出油，全身皮膚還變得很乾燥。性慾也有所增加。

我的醫師告訴我，檢查賀爾蒙完全不會有幫助，也告訴我一切都正常。最後我終於找到一位自然療法的醫師，用藥草調整我的黃體酮，並發現我的身體分泌了大量的二氫睪酮（5-DHT）。我開始使用鋸棕櫚，馬上就出現效果。兩年後，我的狀況終於回歸正常。我的頭髮長回來了，也不再散發難聞體味；我的私密處也不再有噁心的分泌物，而頭皮出油和皮膚乾燥的狀況也改善了很多。

——娜迪 H.

更年期時的睪固酮相對增加，可能會造成汗水中的細菌濃度大量增加；這可能會改變體味，但不是好聞的那種。在熱潮紅和夜間盜汗時的過度流汗，也可能造成腋下的細菌滋生，進一步加重體味。壓力與焦慮增加，是在更年期間很常見的狀況，也可能會改變流汗散發的味道（是的，壓力帶來的味道很臭）。

◎ 減少體味的策略

透過採用更年期賀爾蒙療法，可以妥善控制熱潮紅與該症狀造成的過度流汗，藉此減少體味。這不能完全去除體味，但減少流汗可以減少散發臭味。

其他改善體味的方式如下：
- 鋸棕櫚：一種口服的草藥補給品，從灌木棕櫚的果實中萃取。

鋸棕櫚的萃取物可以阻擋睪固酮轉變為二氫睪酮（DHT），這種雄激素是造成刺鼻體味的元兇，藉此介入雄激素的活動。

• SPIRONOLACTONE：是一種處方藥物，也可以藉由阻隔皮膚上的雄激素造成的效果，以此減少體味。請徵詢醫師是否開立此處方藥物。

• 杏仁酸：這種酸類會塗抹在皮膚上，可以阻止細菌在體液中滋生，具有抗菌特性，且沒有刺激性。通常會作為止汗劑塗抹於皮膚，是含鋁的常見止汗劑的替代品。我最喜歡的品牌是Lume全身除臭劑。

頭髮稀疏

我在40歲晚期時開始經歷不同症狀：髖關節滑囊炎、膝蓋疼痛、掉髮、睡眠問題、漏尿、乳房脹痛、泌尿道感染、五十肩，以及皮疹等等。幾年前，我診斷出罹患了甲狀腺疾病。有一次，有位內分泌醫師為我開立甲狀腺藥物；我又去看了骨科醫師來治療關節問題；也向我的婦科醫師諮詢了性功能障礙和乳房脹痛的狀況；也有泌尿科醫師為我治療尿失禁；此外也因掉髮和皮膚問題去看皮膚科醫師。而內分泌和婦科醫師起了爭執，爭辯究竟是由於甲狀腺還是女性賀爾蒙的緣故，才導致我的症狀揮之不去。最後，我終於在加州找到了一位內分泌科的醫師，看診費用需要自付，可以幫我處理上述所有症狀。她安排我開始使用HRT，解決了許多問題。這位醫師將整個賀爾蒙分泌

系統視為一套完整的運行單位。

——丹尼絲 S.

更年期的掉髮狀況十分常見，通常是由於心情低落所造成。掉髮可能是多種因素所造成的反應，包含壓力、藥物、疾病以及基因易感性，但主要是由於雄激素所激發的相對增加，可能會在更年期間開始發生。以下是更年期時可能出現的掉髮狀況：

- 女性雄性禿（FPHL）：頭頂的毛髮逐漸稀疏，通常從頭髮中間開始變細。前額髮際線通常維持不變。
- 休止期落髮（TE）：又稱作突發性脫髮，可能會因為重大生活壓力因子、慢性疾病、新冠肺炎，或可能造成突發掉髮的特定藥物而發生。這兩種狀況可能會同時出現，而在出現急性的 TE 後，HPHL 可能會因此而惡化。
- 雄性禿（MPHL）：這種狀況雖然較為少見，但仍會在女性中出現，會造成毛髮稀疏或頭頂禿髮，以及鬢角脫髮。
- 前額纖維化禿髮（FFA）：主要常見於圍停經期的女性，是一種發炎狀況，可能會導致鬢角落髮與整體落髮，包含眉毛與眼睫毛。

其他與更年期無關的狀況包含：甲狀腺疾病、疤痕性禿髮、拔毛症，以及圓禿也會是落髮的可能原因。請務必諮詢皮膚科醫師，找出症狀的根本原因。

◎ 預防落髮的策略

若是針對更年期的落髮狀況，治療的目標通常是為了預防繼續落髮，而非為了促進頭髮重新生長。因此，若你察覺到自己開始掉髮，也想要留住秀髮，請務必盡快去看皮膚科醫師。醫師可能也會請你檢查是否有任何營養缺乏，這也可能會加劇掉髮的狀況，可能需要藉由補充營養品來改善。

藥物選項：有一些針對掉髮的治療選項可供選擇，但僅有一種可以治療 FPHL 的療法通過 FDA 認證：

• TOPICAL MINOXIDIL（經 FDA 認證）：透過延長毛髮生長季節與增加毛囊大小來促進頭髮再生，通常會與口服抗雄激素（如 spironolactone）一起使用。我自己也有使用 minoxidil，把 5% 裝在噴瓶中，每週使用 3 次，晚上在頭皮塗抹 5 公分的範圍。可能的副作用包括：臉部長出不必要的新毛髮、接觸性皮膚炎與過敏。minoxidil 使用初期會導致脫髮狀況增加（大量脫髮），但狀況會在 4 到 6 個月內逐漸穩定或改善。

其他療法包含：

• 低能量雷射治療
• 高濃度血小板血漿療法
• 植髮
• 賀爾蒙療法、抗雄激素和雌激素療法也有幫助，雖然尚未有明

確證據可證明 MHT 本身可有效促進停經後女性的毛髮生長。

- Finasteride 是另一種處方藥物，對雄性禿有治療效果，但尚未獲得用於女性的核准。
- Bimatoprost、Ketoconazole 洗髮精以及低能量光療裝置等雌激素療法與輔助療法也是選項之一。
- 頭髮噴霧、粉末與假髮都能讓頭髮看起來更茂密。

多餘毛髮生長

多毛症這種疾病，是女性在對雄激素較敏感的部位（如胸部、背部或臉部）生長過多、粗糙或深色的毛髮。臉部、下巴、上唇與臉頰都是對雄激素最敏感的部位，因此最可能在這些部位出現毛髮增加的狀況。

多毛症的原因往往都與雄激素息息相關。在生育年齡期間，會因為卵巢過度分泌雄激素而造成多餘毛髮生長。這往往都是由於多囊性卵巢症候群（PCOS），或對於正常的雄激素分泌過度敏感時（即自發性多毛症）所造成。在更年期期間或生育年齡結束後，你可能會因為雄激素上升（相對於雌激素下降）而經歷多餘毛髮生長。有個殘酷的事實：如果使用 Minoxidil 治療女性雄性禿，可能會無意間讓臉部毛髮增生。

◎ 減緩不必要毛髮生長的策略

針對不必要毛髮的管理方式，是視這些毛髮為你帶來多少困擾而定。對於某些女性而言，僅需要一把好的鑷子和良好光線就夠了。但對於另外一些女性來說，這種「療法」遠遠不夠。如果你是第二種，可以去看皮膚科醫師，獲得醫師建議的專業方案來解決這些惱人毛髮。這些方案包含檢查分泌過多的雄激素，並排除其他異常原因，然後開始實施療法。

藥物選項：一些治療選項包含：

- 如 spironolactone 等抗雄激素或雄激素阻斷劑
- 如 finasteride 和 dutasteride 等 5α- 還原酶抑制劑
- 藥物治療後採用機器除毛，如拔毛、除毛或剃毛
- 漂白或化學除毛劑
- 電解或雷射治療（可能的副作用包含毛囊炎、色素沉澱，以及毛髮倒生）
- 雌激素治療可能會延緩多毛症，但無法將粗糙毛髮變柔軟

氣喘

氣喘是一種呼吸道發炎的疾病，會造成喘息、咳嗽或呼吸急促等症狀。雖然症狀是由於肺部的局部發炎所引起，但全身性或慢性發炎都可能會造成氣喘發作或惡化。

與男性相比，氣喘在女性中較為常見，通常症狀也更嚴重。這讓人們相信，賀爾蒙，特別是雌激素，可能是造成氣喘的關鍵因素。我們知道，在更年期，雌激素減少會導致全身抵抗發炎的能力減弱，讓所有身體系統都更容易受到發炎性疾病的影響。造成肺部疾病或功能障礙的易感性也包含在內。有些研究顯示，晚發性氣喘（即40歲後才診斷出的氣喘）是由雌激素波動與下降時可能導致的全身性發炎所引起的。不幸的是，晚發性氣喘可能會比年輕時發生的氣喘更難治療，而且對於抗發炎藥物的反應可能較差。

◎ 治療氣喘的策略

　　研究發現，相較於沒有氣喘症狀的停經後女性，患有氣喘的停經後女性在雌激素下降方面更為顯著；這代表雌激素在保護呼吸系統健康方面，的確扮演至關重要的角色。因此，「替代」雌激素是治療更年期氣喘的關鍵因素，但到目前為止，得出的研究結果卻互相矛盾。讓我們來深入瞭解。

　　在《氣喘與下呼吸道疾病》這本醫學期刊發表的研究顯示，賀爾蒙替代療法可降低更年期女性罹患晚發性氣喘的風險。其他研究也顯示，MHT可以使罹患氣喘女性的雌激素分泌恢復正常，且還能減輕更年期的氣喘相關症狀。然而，2021年發表的另一項研究卻得出互相矛盾的結果：研究發現，使用賀爾蒙治療與晚期氣喘發作有關。然而，對於罹患氣喘的患者來說，研究證明停止使用MHT可以有效消

除氣喘。

　　我分享這些資訊的目的，並不是要讓你感到混淆，而是為了確保你能瞭解全貌。我懷疑呼吸系統健康與 MHT 之間的關聯，可能與我們在心臟或神經系統的健康狀況看到的情況類似。也就是說，若某個部位已有發炎狀況，則採用賀爾蒙治療可能會讓發炎加劇，而無法治療發炎或避免額外細胞損傷。我們已能夠運用時機假說（請參閱第 45 頁）來保護可能容易受到心臟和大腦疾病影響的女性，但因為與肺部有關的緣故，尚未對此進行研究。在獲得更準確的科學根據之前，我建議你與醫師討論開始採用更年期賀爾蒙治療後，需要注意哪些潛在氣喘相關症狀。如果出現新症狀，可能需要考慮減少或停止使用 MHT。

自體免疫疾病（新疾病或惡化）

　　在過去幾年，我不斷確診自體免疫疾病，包含硬化性苔癬、五十肩、類風濕性關節炎以及發炎性腸道疾病。這些疾病是由我的個人醫師或其他專科醫師所診斷出的，但沒有人看到這些疾病背後的全貌。直到我讀了幾本更年期相關書籍，瞭解其中提及的自體免疫疾病後，我才將這些症狀與更年期連結，才得以向醫師諮詢。我的月經超過 5 年都有大量血塊，然後就停經了。所以我們討論是否使用 HRT，最後決定實施此療法。我目前已經用了 1 個月的雌激素貼片，也服用補

充黃體酮的藥丸（我目前50歲）。因此請各位花些時間，將自體免疫疾病的症狀與更年期連結在一起！

——卡羅琳 L.

　　自體免疫疾病是指身體的免疫系統攻擊自己的健康細胞與組織。若是健康的免疫系統反應，發炎其實是好事，因為可以保護你免受疾病所擾，並協助傷口復原。然而，發炎反應若是過度，也會導致自體免疫的狀況開始出現。自體免疫疾病的種類超過八十種，包含類風濕性關節炎、多發性硬化症、格雷夫茲病與橋本氏甲狀腺炎（兩者都是甲狀腺相關疾病），以及乾癬等。女性罹患自體免疫疾病的機率高出兩倍之多，而通常會在面臨龐大壓力或重大賀爾蒙變化的時期確診。更年期正好兩者都有！

　　研究顯示，更年期的賀爾蒙變化會影響發炎過程，並造成免疫系統功能的混亂，而這就是自體免疫疾病的源頭。雌激素分泌的自然減少也對此造成影響。就像我在前面幾章提到的一樣，雌激素具有全面的抗發炎效果，而在更年過渡期分泌減少時，就會進入低度的慢性促發炎狀態。

　　雌激素分泌減少看起來也會打亂嗜中性球與淋巴球的比率，這是兩種不同的白血球，對於保護身體免受病毒、細菌與疾病的侵擾扮演重要角色。研究顯示，在更年過渡期間，這個比率會失衡，進而造成罹患自體免疫疾病的風險。

◎ 治療自體免疫疾病的策略

以下策略對於保護或緩解自體免疫疾病的效果卓越：研究發現，更年期賀爾蒙療法（MHT）對於罹患類風濕性關節炎的女性具有保護作用，這是由於雌激素具有減少關節發炎的效果。

• 維生素 D 能夠協助管理免疫系統，也能減少發炎；因此缺乏維生素 D 是造成自體免疫疾病的關鍵因子，這個事實似乎一點也不令人震驚。雖然沒有明確研究指出要使用多少劑量，或規定要曬多少太陽才能預防或改善自體免疫疾病，但事實證明攝取補充劑的確十分有幫助。我建議每年可以進行維生素 D 的檢查，若檢查結果低於建議範圍，則可以攝取補充劑。

• 研究顯示，名為黃酮類化合物的植物化合物可以阻止免疫系統自我攻擊，進而防止自體免疫疾病的發生。可以從蘋果、藍莓、洋蔥、柑橘類水果、菠菜，以及如綠茶等特定茶類攝取黃酮類化合物。

• 含有乳酸桿菌和雙歧桿菌的益生菌可以促進免疫細胞的平衡，這是預防自體免疫疾病的關鍵。研究也證明益生菌對於緩和胃腸道症狀，以及減緩類風濕性關節炎、潰瘍性結腸炎以及多發性硬化症等的發炎狀況十分有幫助。

• 薑黃素是一種植物化合物，可以透過金黃色的薑黃或補充劑攝取，研究也證實薑黃素有絕佳的治療效果。對於免疫系統來說，薑黃素可以對抗細胞激素帶來的影響，細胞激素是一種發炎蛋白，在罹患免疫系統疾病的狀況下，是造成細胞損傷的元兇。

身體組成改變，出現腹部脂肪

我覺得我是天選之人：55 歲，月經定期來潮，身體狀況也像 30 多歲一樣頭好壯壯，生活真是太美好了！但一切美好事物卻突然終止（都是新冠疫情惹的禍，把我一腳踹進更年期的深淵之中）。每個晚上，我的汗就像火山爆發一樣流個不停！每晚我必須起床三至四次，毫無睡意，全身就像泡在汗水裡頭，想著我的身體到底發生了什麼事。某一個無眠的夜晚，我翻身下床，肩膀、臀部和乳房非常痠痛，還發現我的腹部突出的就像懷孕 6 個月！一樣，我身邊沒人有相同經歷，我想著：「那些也有相同痛苦經歷的女生們都去哪裡了？她們什麼都沒說？為什麼？為什麼我們滿腹疑問卻什麼都問不出口？是因為感到羞恥？還是因為懷疑？或是覺得只有我們曾有這種經歷？」拜託，各位女生！這是真實又嚴肅的話題，我們必須好好討論，讓自己更健康！

——辛蒂 F.

我們大多數人在人生的某個階段，都會增加不必要的體重；我們知道變胖的感覺，也知道體重增加時身體可能會如何變化，也有一些策略可以參考，藉此變回我們想要的樣子。但在圍停經期，可能會出現因賀爾蒙造成的體重增加。這會突然發生，與其說是體重增加，其實更像是體型的改變。這種增加的體重十分頑固，不會因為採取之前

常用的策略就順利變瘦。這次變胖的感覺就是非常不同，因為這就是與之前的經驗不同。

正如我在第六章提到的，人們來我的診所看診的主要原因之一，就是因為這種大不相同、獨特又無預期的體重增加。我常常會向患者解釋，這的確有其原因，就是雌激素的變化。隨著雌激素在圍停經期時開始波動並開始下降，身體儲存脂肪的部位就會開始發生變化，這就是所謂的腹內脂肪增加。你可能會開始覺得腹部向外凸，褲子開始變得越來越緊。這可能是由於腹部脂肪開始堆積所造成。

腹部脂肪是一種位於腹部的深層脂肪，由於會釋放發炎蛋白質，所以可能會造成很多新陳代謝上的問題，對身體有長遠的影響。腹部脂肪通常與高膽固醇、胰島素阻抗以及認知障礙息息相關。問題在於，雌激素缺乏可能會造成腹部脂肪增加，這種脂肪在圍停經期與停經後時期的差距十分驚人：有篇研究顯示，在女性進入更年期前，總身體脂肪之中大約有 5% 至 8% 的腹部脂肪，而在女性停經後，這個比率則是 15% 至 20%。

好消息是，有一些策略可以對放腹部脂肪的增加。這可能與你之前嘗試過的策略大不相同，所以請盡量保持開放的心態！

◎ 改善身體組成變化的策略

在第 181 頁的常見「更年期最佳作法」中提及的許多策略，對於解決腹部脂肪增加也有其效果。這些策略包含：攝取自然纖維含量高

的飲食、精瘦蛋白質、堅果、種子、水果、豆科植物，以及抗氧化食物，並減少加工碳水化合物的攝取（為了方便，我會在本段落中詳細說明）。研究證明，有些策略對於腹部脂肪減少特別有幫助，包含：

• 不抽菸。若有抽菸習慣，則戒菸可以大幅減少腹部脂肪，更可以減少罹患心血管疾病、中風以及其他新陳代謝疾病的整體風險。

請前往 CDC、美國癌症協會或美國肺臟協會的網站，取得資源以協助你戒菸。

• 尋找最適合的減壓方法。壓力會讓皮質醇等壓力賀爾蒙上升，增加身體發炎狀況，並導致腹部脂肪增加。此外，壓力會降低生活品質，也會讓更年期的症狀變得更加嚴重。在生命的這個階段，請務必優先尋找適合的減壓方法。在你 2、30 歲時管用的方法，現在可能也會有用。請問問自己：什麼事情可以為我帶來平靜感？如果心目中有答案，請多做幾次。如果什麼方法都想不到，以下有一些建議與你分享：短程散步、呼吸更多新鮮空氣、寫日記、使用冥想的應用程式，或諮詢諮商師或治療師。

• 保持良好睡眠。研究顯示，慢性睡眠缺乏可能與腹部脂肪增加息息相關。然而，更年期帶來的挑戰，就是找到獲得高品質睡眠的方法，因為夜間盜汗與其他症狀會干擾睡眠，如睡眠呼吸中止症與焦慮都是如此。請再次查閱「更年期工具箱」中關於睡眠障礙的段落來檢視策略清單，但重點請放在如何改善整體的睡眠衛生。這代表，請衡量房間、床舖和床單的溫度以達到舒適的睡眠品質，並消除可能的噪

音與光線干擾。

◎ 我也鼓勵你做以下的事

• 與社群互動：經歷更年過渡期與相關症狀時，你可能會覺得非常孤獨，但也有許多女性同伴可以同理你，也能深刻理解你的經歷：與這些人連結可以減緩孤獨感。最近幾年有非常多更年期線上社群，提供互動機會以及日益增加的資訊。

• 進行基準測量。我發現對於許多患者而言，測量出腰臀比有益於建立可以參考的標記，可以藉此測量任何身型變化。若要找出腰臀比，請測量腰部最細的地方，通常位於肚臍位置或肚臍上方；然後再測量臀部最寬、最大的地方。現在請用腰部的數據除以臀部的數據（腰部數據 ÷ 臀部數據）。若是女性，0.85 或以下的腰臀比是標準指標，代表罹患特定疾病的風險較小。

◎ 營養

實用的營養策略包含：

• 攝取抗發炎飲食：含有多種碳水化合物、精瘦蛋白質與健康油脂（堅果、種子、酪梨、橄欖、酪梨油，以及高油脂含量的魚類）的飲食可以減少發炎、促進賀爾蒙分泌，並改善整體健康。

• 限制添加糖的攝取：每天攝取添加糖的份量不超過 25 克。添加糖是在烹飪或加工食品和酒精時所添加的糖。

- 增加纖維的攝取量：目標是每日攝取至少 25 克的纖維。你所攝取的纖維主要應來自食物，但很多人難以達成此目標。我為我的患者與學生設計了一種纖維補充劑；請參閱 thepauselife.com 來瞭解詳細資訊。

- 攝取更多蛋白質：如同我在第 181 頁討論的，每個人需要的蛋白質份量可能會有所不同。**然而，根據研究顯示，相較蛋白質攝取量較少的人而言，體重在理想範圍且每公斤攝取至少 1.2～1.6 克蛋白質的人，腹部脂肪較少，肌肉較多，在衰弱指數獲得的分數較低**，指數是基於功能性力量所衡量的數值，包含握力、從地板上站起來。好蛋白質的來源包含整顆蛋、魚、豆類、堅果、肉類和乳製品。

- 從食物中獲取益生菌：富含益生菌的食物包含優格、德國酸菜、味噌湯、軟質乳酪、克菲爾發酵乳、酸種麵包、乳酸菌牛乳，以及酸黃瓜。若無法從食物中攝取益生菌，可以考慮攝取益生菌的補充劑。

- 考慮間歇性斷食（IF）：根據研究顯示，IF 可能是減少腹部脂肪的有效策略。PROFAST 研究顯示，罹患前期糖尿病的肥胖成年人，在連續 12 週進行斷食並結合益生菌補充劑後，身體重量下降了 5%，血糖降低，總身體脂肪、腹部脂肪以及內臟脂肪大幅減少，而透過 DEXA 測量的非脂肪質量（肌肉）也有所上升。2022 年的另一篇研究發現，IF 結合「蛋白質攝取節奏調整」（整天攝取富含蛋白質的食物與點心），在減肥、身體組成、心臟代謝健康和飢餓管理方面的表現，都較標準熱量限制飲食來得出色。（間歇性節食有很多種方式，

我在《加爾維斯敦飲食法》中有提供詳細介紹。我會建議我的患者採用 168 斷食法，這種方式建議連續斷食 16 小時，而有 8 小時的進食時間。）

◎ 運動

雖然藉由腹部相關運動，無法瞄準內臟脂肪來消除，但持之以恆的運動可以帶來正面的新陳代謝變化，不但可以消除內臟脂肪，更可以預防額外的腹部脂肪增加。定期運動絕對是效果絕佳的「治療方法」之一，可以調整由賀爾蒙引起的身體組成變化；有位研究人員甚至認為，運動是「在更年期時減緩內臟脂肪增加的關鍵」。心血管與重量訓練的平衡，可以促進新陳代謝，讓腰臀比的數字降到健康範圍、支持骨骼與關節健康、分泌對情緒有幫助的血清素，並讓睡眠品質更佳。

◎ 補充劑

某些研究顯示，omega-3 魚油與纖維補充劑可以有效減少內臟脂肪。此外，益生菌也對於減少腹部脂肪也有特別的效果；研究證明，乳酸桿菌為主的益生菌可減少內臟與皮下脂肪，而雙歧桿菌為主的益生菌可減少腹部脂肪。琉璃苣油含有豐富的次亞麻油酸（GLA），研究顯示這種脂肪酸可以減少發炎症狀。在更年期女性之中，研究也顯示可以有效降低腰臀比。

◎ 藥物使用選項

在《臨床內分泌暨新陳代謝期刊》（*the Journal of Clinical Endocrinology and Metabolism*）的一篇研究中指出，使用更年期賀爾蒙療法（MHT）對於減少內臟脂肪有著顯著的效果。然而，需要注意的是，過去曾使用賀爾蒙療法的患者並沒有出現此正向效果，因此請務必準備一套備用方案。

賀爾蒙可以控制體重

本書的討論重點在於性賀爾蒙的複雜作用，包含雌激素與黃體酮，這兩種賀爾蒙會在你體內作用，並對身體造成顯著影響。當然，也有其他作用在身體中運行，也就是所謂的飢餓感賀爾蒙。這些賀爾蒙對於控制飢餓感與飽腹感扮演重要角色，包含胰島素、瘦素、飢餓素、皮脂醇以及其他的激素。在加爾維斯敦飲食法中，我會詳細介紹這些賀爾蒙的功效，並設計飲食方案與菜單，可以讓這些食物在更年期中發揮最大作用。如果你尚未準備好，可以查閱本書或前往 thepauselife.org 的線上計畫來取得這些資源；不過，藉由實施「工具箱」中提及的許多營養策略，也可以對飢餓感賀爾蒙有更詳細的瞭解。

治療更年期時體重增加的症狀時，可以選擇使用如 semaglutide 等的 GLP-1 促效劑藥物。就如同使用其他藥物一樣，必須權衡其益處與風險。我與同事都贊同在有需要時使用這些藥物，但請務必謹慎使用，確保患者的蛋白質攝取量足夠，並需定期進行阻力訓練。這些習慣可以確保減肥不會造成肌肉過度流失，也能預防骨質疏鬆和骨折的風險增加。

腦霧

進入圍停經期的高峰時，我常常出現腦霧的症狀。我沒辦法集中注意力，因此很難工作。老闆認為我很懶惰，但我完全不曉得自己是什麼狀況。我定期運動，在飲食方面也很謹慎，卻沒有任何效果；事實上，我的腹部越來越胖，看起來就像懷孕一樣。目前我已經採用 HRT 療法第 10 週了，覺得好了很多。我目前還在適應中，但已經沒有熱潮紅的症狀，身體狀況也大致上平緩很多。我覺得很平靜，也不再感到焦慮，也很期待看到接下來幾個月會如何變化。

——克莉絲托 B.

在更年期的過渡時期，大腦功能大幅變化十分常見。這個變化通常稱為「腦霧」，而醫師則偏向將這個症狀定義為認知功能下降或障礙。腦霧最常與學習和語言記憶改變有關，明顯症狀包含：難以想起

姓名、字彙或故事，此外也很難保持思緒清晰，也常會忘記自己走進房間要做什麼。

腦霧最有可能從圍停經期時開始發生，因為這時雌激素開始波動。海馬迴與前額葉中有雌激素的接收器，這些大腦區域負責掌管記憶與認知功能。雌激素下降後，這些接收器可能無法受到足夠刺激，做出與回想、集中與專注的相關活動，因此讓你覺得自己的反應變得十分遲鈍。

研究顯示，若常常出現熱潮紅的症狀，就更可能會有記憶障礙的問題，而如果有情緒問題或睡眠障礙，記憶問題又會更加嚴重（上述可能也是因為熱潮紅所造成，就是一種惡性循環）。更年期症狀的出現，也代表你的大腦正在經理結構性的變化，這都是由於賀爾蒙變化所造成的。好消息是，這些症狀大多會隨著時間恢復原狀。

更年期腦霧的頻繁發作會造成擔憂，因為人們會擔心這可能是失智的症狀。但在 64 歲前發作的更年期非常罕見，因此在 4、50 多歲時出現的認知障礙，很有可能是由於賀爾蒙下降所造成的。有許多（但並非大多數）女性在停經後，記憶障礙的問題就會恢復原狀（不是在進入更年期後，這些消失的記憶都會馬上回籠；這些記憶會逐漸回歸，最後變回你原本熟悉的大腦運作模式）。然而，某些女性有認知缺陷的狀況，這可能是由於基因、環境或生活因子所造成的；這些因素會讓這些女性的大腦功能持續下降。

◎ 減緩腦霧的策略

更年期雌激素減少對大腦有很大的影響。雌激素有保護神經的作用，讓腦細胞免受氧化壓力和乙型澱粉蛋白的毒性影響；這兩種物質的含量過高所造成的細胞損傷，與阿茲海默症的細胞損傷狀態息息相關。雌激素也能抵抗壓力賀爾蒙對大腦造成的作用，進一步增強韌性並提供防護。隨著雌激素下降，大腦的認知與心理健康也隨之惡化，這可能是由於失去了層層防護機制所造成的。上述這些狀況都表明，若補充雌激素，或許能強化保護大腦的第一道防線，而其他策略也可能對更年期的大腦功能有所幫助。

一般來說，從事對整體健康維護有益的活動，就可以長期保護腦部健康，並減少腦霧與失智的發生。這些活動包含：

- 監控血壓、膽固醇與血糖，如果發現過高，請立即治療
- 避免抽菸或飲酒過量
- 每週進行中強度有氧運動至少 150 分鐘
- 管理體重增加的狀況
- 保持社交習慣
- 定期進行「認知練習」，包含閱讀、學習新知，或定期做一些可能會對大腦有挑戰性的活動

◎ 藥物使用選項

有些研究顯示，雌激素療法可以復原大腦對神經發炎的保護，以

及壓力賀爾蒙所造成的影響。我們需要更多研究支持，才能有自信地說出賀爾蒙療法能夠改善記憶力，也可以提供給所有處於更年期過渡期間的女性使用。直至目前為止，科學研究顯示：

• 對於在 40 歲至 45 歲之間進入更年期的女性而言（即提早進入更年期），雌激素療法對於維持認知功能與降低失智風險十分有效。

• 對於其他更年期女性，使用賀爾蒙療法對於認知功能十分安全。但若你早在十多年前就已進入更年期，可能就需要特別注意正在使用的藥方。研究顯示，對於這類女性而言，使用結合型雌激素（即普力馬林）和普維拉錠（medroxyprogesterone acetate）會增加風險，而口服雌二醇搭配黃體素的作用較為中性。

目前已有多篇出色研究提出更以實證為主的方法，可以在我們面臨更年期賀爾蒙變化時維持認知健康。我在本書第四章首次提及麗莎・莫斯科尼醫師，詳細討論她的著作《更年期大腦》中的最新研究；如果想要從神經科學的角度深入瞭解更年期，這絕對是一本必讀好書。

◎ 營養

若在年紀大了之後想要加強神經系統的保護，建議可以攝取足夠的抗氧化微量營養素，如維生素 C 和 E；也可攝取抗發炎的宏量營養素，如 omega-3 多元不飽和脂肪酸。

富含維生素 C 和 E 的食物包含向日葵籽、杏仁、深綠色蔬菜（甜菜葉、寬葉羽衣甘藍、菠菜和羽衣甘藍）、柑橘類水果，以及十字花科蔬菜。

若要補充 omega-3，可以攝取深海多脂質魚類（如鮭魚、鯖魚與沙丁魚），以及如亞麻籽、奇亞籽與核桃等堅果與種子。

乳房脹痛、痠痛

我從 36 歲開始進入更年期。月經來潮時，我的乳房又漲又痠痛。我的右胸痛到我以為我得了癌症。幸好，大 40 歲中期的時候，這些症狀都消失了，但取而代之的是失眠以及慢性乾眼症，晚上的時候常常渾身發熱。這些症狀最後融合在一起，變成十分嚴重的熱潮紅，通常在夜間的時候發作。這個疾病如影隨形跟了我兩年。直到我 49 歲的時候，醫師告訴我，我已經沒有卵子了，所以不需要再採取任何避孕措施，這時熱潮紅終於消失，耶！我當時以為一切都結束了，但我大錯特錯！兩年後，熱潮紅的症狀捲土重來，我還在想辦法解決這個問題。今年三月，我開始點狀出血、乳頭變硬，也開始出現腹部脹氣的問題……這到底什麼時候會結束？我開始對這一切感到困惑。

——珍妮佛 P.

乳房疼痛或脹痛的症狀，通常會在圍停經期或懷孕時出現，可以

合理預測在週期結束後症狀就會消失。然而，對於某些女性而言，乳房疼痛不但難以痊癒，甚至會造成恐慌，讓人誤以為可能是罹患乳癌的徵兆。但事實上，不論年齡如何，乳房疼痛很少會是乳癌的症狀。

乳房疼痛可能是週期性，也可能是非週期性。

週期性的乳房疼痛是最常見的種類，與月經息息相關。這是由於每月雌激素與黃體素的波動所造成，這兩種賀爾蒙對乳房組織都有刺激性的效果，會讓乳房組織留住水分，因而導致乳腺管的體積與數量上升。

若你還有月經，則在月經來潮前幾天，可能就會經歷週期性的乳房疼痛。你的乳房可能會變漲、疼痛或出現硬塊，而疼痛的狀況可能會延伸至乳房的上側或外側、腋窩或手臂。接下來，月經週期結束後，症狀通常會自行消失。週期性的乳房疼痛在圍停經期時通常會加劇，這個時期賀爾蒙會以不規律的方式快速上升或下降，並持續至進入更年期為止；若女性服用口服避孕藥或接受賀爾蒙療法，更是會有此種狀況發生。

非週期性乳房疼痛與月經較無關聯，也沒有任何可供預測的規律。這可能會持續發生，也可能間歇出現；可能影響單側或雙側乳房；可能會對整個乳房造成影響，也可能只有影響一小部分。非週期性頭痛通常是特定原因所造成的症狀，如囊腫、創傷，或良性腫瘤。有些症狀會影響胸壁、食道、脖子或上背，甚至心臟也會產生與乳房疼通相似的症狀。

如果你患有乳房纖維囊腫，則可能會出現週期性或非週期性的乳房疼痛。這個很常見的症狀可能會造成正常乳房中的組織增厚或囊腫的數量增加，並可能導致疼痛、脹痛或腫塊增加。如果細胞內的脂肪酸不平衡，也可能更容易出現乳房疼痛的症狀，因為不平衡的脂肪酸會讓乳房組織更容易受到賀爾蒙變化的影響。

◎ 治療乳房疼痛的策略

有些方式可以減緩乳房疼痛，包含穿著支撐式的胸罩、避免攝取咖啡因與尼古丁，以及冰敷或熱敷。攝取月見草油或魚油補充劑也有緩和症狀的效果。

除了這些方法外，最適合你的方法大部分會取決於目前的潛在問題。醫師可能會建議你嘗試以下方式：

- 非類固醇消炎藥物（NSAIDs）
- 胸部肌肉拉傷或關節炎相關的運動
- 可治療乳腺炎的抗生素
- 膿瘍或囊腫的引流

脆甲症

我有時候會無緣無故感到疲憊不堪，忘記別人交代了我什麼，也不記得我剛才在想什麼。這感覺就好像失智的前兆！睡眠不足與品質

不佳的確對我造成不小的影響。我可以很快就入睡,但卻沒辦法維持熟睡。我真的時時刻刻都覺得好累。我常常打瞌睡,也變得很愛獨處。我的皮膚很常發癢,指甲也變脆了,關節開始疼痛,而身體也越來越胖!我一直都有運動習慣,但卻越來越嗜吃甜食,喜歡到就好像甜食很稀有一樣!我的情緒也變得暴躁(我發誓我不會變成脾氣暴躁的老太太!)我在運動時膀胱漏尿的症狀惡化了,也不知道為什麼突然開始心悸;某些食物嚐起來變得美味,有些卻變得難以下嚥。而我的月經也變得很不規律!我希望這些狀況快點結束!

—— 洛莉 G.

脆甲是指變得脆弱、乾燥或容易斷裂或裂開的指甲。處於圍停經期女性的指甲更容易變得脆弱,這是由於指甲內產生的化學變化的緣故;我們的甲板靠著一種名為硫酸膽固醇的分子來維持強度,而在面臨與更年期相關的賀爾蒙變化時,這種分子的數量就會下降。如果你罹患貧血或甲狀腺疾病、常常洗手,或頻繁暴露在刺激性化學品的環境之下,指甲也更有可能脆化。

◎ 強化指甲的策略

避免使用有損害性的化學物質,並保持乾淨與乾燥,就可以好好照顧指甲健康。若你有脆甲的症狀,可以採用其他策略,藉此改善指甲強度與狀態。營養與補充劑策略如下:

- 增加生物素（即維生素 B_7）的攝取。生物素是一種水溶性的維生素，可維持健康的皮膚、頭髮與指甲。可以透過雞蛋、堅果與全穀物等食物攝取，也可以透過補充劑來補充。

- 增加微量元素的攝取。微量礦物質是各種生理機能所需的少量礦物質。研究發現，補微量元素對脆弱的指甲有所幫助，這些元素包含鐵、鋅和銅。

- 補充胺基酸的攝取。指甲主要由角蛋白所構成，而角蛋白是由胺基酸（特別是半胱胺酸）構成的。攝取富含半胱胺酸的食物，如家禽、雞蛋、牛肉和全穀物，對於指甲健康十分有益。

雌激素治療是一種藥物的選項，可能也會有所幫助。由於雌激素替代療法對膠原蛋白有益處，因此可能有助於改善指甲狀態，但還需要更多的研究支持。

嘴巴、舌頭灼熱感

一切狀況都是在我生了第 3 個孩子後開始的。我當時 33 歲，生理期變得很不規律。一開始，生理期是 3 個月來一次，再來變成 6 個月來一次，到最後到我 40 歲時，就完全停經了。我的醫師為我做了所有的檢查，讓我補充賀爾蒙，試著讓我的經期繼續來潮，但完全沒有用。由於我子宮內膜增厚的緣故，她為我進行了子宮擴張刮除術（D&C）。到最後得出了結論：我確診了早發性更年期。我的腳出

現刺痛與灼熱感，舌頭也出現了灼熱感。我的醫師為我轉診至神經科醫師，進行了所有可以想得到的血液檢查。我的腿與手臂進行了活組織檢查，藉此檢查神經是否正常。我的血液檢查結果全部都回到正常數值。神經科醫師說我的症狀發生原因不明，最後說：「如果狀況惡化，請告訴我。」沒有一位醫師認為這可能是更年期。

——派蒂 V.

口腔灼熱症候群（BMS）是指口腔有灼熱、刺痛、燙傷、觸痛或麻木感，但口腔內卻沒有任何肉眼可見的損傷現象。BMS 最常在舌尖發生，但也可能在嘴唇、舌頭兩側或口腔上顎出現。女性罹患 BMS 的比例遠高於男性（比例為 7:1），且多數患者為更年期後的中年女性，這種症狀十分令人困擾，也會帶來疼痛的症狀。

目前尚未完全瞭解更年期女性更容易罹患 BMS 的原因，但有理論認為，更年期前後雌激素的大幅下降會影響神經功能相關的化學物質生成，可能導致口腔內的神經系統產生疼痛和刺痛感。其他研究則認為，唾液的變化可能會影響口腔細胞對觸覺的認知方式。

◎ 治療口腔灼熱症候群的策略

BMS 的治療目標是緩解症狀，特別是緩解可能帶來困擾並對生活造成影響的疼痛。

- 低劑量的苯二氮平類藥物、三環抗憂鬱劑及加巴噴丁組合使

用，可有效減輕疼痛。

- 口服或局部服用 clonazepam 可大幅改善疼痛（局部服用指的是，像含片一樣將藥片含於口中，如此即可在口腔內發揮最大效用）。

- 聽起來可能有點奇怪，但稀釋過的辣椒醬也可能減輕 BMS 引起的口腔疼痛（的確有研究測試過這種方法）。辣椒醬含有辣椒素，可以讓口腔組織麻木，藉此緩解疼痛。辣椒醬與水的比例建議採用 1:2 來調製，並每天塗抹於受影響的部位 3 至 4 次。

- 先前研究探討了 MHT 是否可減輕 BMS 的症狀，但結果仍眾說紛紜。然而，若已經因為其他原因而考慮接受賀爾蒙治療，這可能值得一試。

- 研究顯示，有部分的 BMS 患者在服用抗氧化劑 α 硫辛酸後，症狀明顯改善；而另一些患者卻未見效果。儘管研究結果不一，若希望嘗試使用非處方補充劑，α 硫辛酸或許值得一試。

- 有人認為聖約翰草能緩解 BMS 的症狀，但研究發現這種藥草對減輕疼痛並無顯著效果。

皮膚爬行感、強烈刺痛、皮膚電擊感

我的熱潮紅總是伴隨著疼痛而來。我在 47 歲時開始進入圍停經期，而每隔 40 分鐘，熱潮紅就會發作一次，無論晝夜，這些症狀帶來的疼痛就如同全身上下表面的神經痛。接觸到毯子或衣物都會讓我

痛苦不堪。醫師告訴我，他們從未聽說過這種症狀，或是告訴我熱潮紅與疼痛毫無關聯，因此無法提供治療。直到我 62 至 63 歲時，疼痛才逐漸減輕，熱潮紅的症狀也減少了。我現在快 65 歲了，每天熱潮紅的發作次數減少到 3 至 5 次，疼痛感也已消失。我曾向多位醫師諮詢，卻從未有醫師建議我使用 MHT，因為我所居住的地區並不提倡或支持這種治療。雖然現在感覺好多了，但皮膚、頭髮與臉部的毛髮增長與體重增加仍然困擾著我。

——安琪拉 P.

不悅異常感指的是皮膚上出現的異常感覺，如電擊感、刺痛感、爬行感或灼熱感。這些現象屬於周邊神經病變，影響範圍包含大腦與脊髓以外的神經系統。周邊神經病變可能由多種原因引發，如潛在的健康狀況與外傷等，或如近期研究所發現，與更年期相關的賀爾蒙變化所造成。

研究顯示，不悅異常感的發作，在更年期後的女性中尤為普遍。雌激素有益於神經的保護與再生，因此當雌激素下降時，就有可能造成周邊神經病變，進而改變對疼痛的感知。此外，隨著時間過去，缺乏雌激素的時間越長，罹患這種疾病的可能性似乎也越高。

◎ 治療皮膚爬行感、強烈刺痛、電擊感的策略

若出現這些症狀，請務必就醫，因為這些感受可能由多種原因引

起，如內分泌疾病、自體免疫疾病、缺乏營養，椎間盤突出，或需要進行治療的其他疾病。最佳的治療方法需視背後的原因而定。

雖然賀爾蒙的變化與周邊神經病變的關聯已經越來越明顯，但MHT對於此類症狀是否具有緩解作用，仍待進一步研究。

牙齒問題

我第一個更年期症狀是體重增加，接著是疲勞，然後牙齦、牙齒的問題也接連出現。請一定要討論牙齒和牙齦的問題！我去看了醫師和牙醫，結果他們都只告訴我，這些問題只是心理作用。

——凱莉 C.

信不信由你，有時發現你身體因更年期開始產生變化的是牙醫，因為賀爾蒙變化會影響整體口腔健康，並可能造成一系列牙齒與牙齦的問題。在圍停經期與停經後時期，以下狀況的風險會增加：

- 牙菌斑增生
- 牙齦炎或牙周炎惡化
- 口乾舌燥（例如嘴唇黏住牙齒或舌頭感覺乾燥）
- 牙齒敏感、疼痛或蛀牙
- 下顎骨質流失，可能導致牙齒脫落與牙齦萎縮
- 唾液分泌減少

- 牙齦出血或發炎

◎ 牙齒的健康保健策略

請務必培養每日（一日兩次）的口腔衛生習慣，如此才能預防或減緩更年期時出現的牙齒問題。良好的口腔習慣包含：

- 每天刷牙兩次，刷牙時特別注意牙齦邊緣及難以清潔的部位
- 每日至少使用牙線一次
- 定期看牙醫，並主動告知口腔健康的變化

也可以透過以下方法來保護牙齒、牙齦和口腔的健康：

- 多攝取抗發炎飲食，如深綠色蔬菜、十字花科蔬菜、橄欖油、酪梨、冷水性脂肪魚與莓果
- 減少咖啡因、酒精、高糖及高鹽飲食攝取
- 補充水分

開始實施能夠紓壓的習慣同樣對於口腔健康有所幫助。我們覺得焦慮或有壓力時，更容易出現磨牙的狀況，這可能會刺激口腔；此外，免疫系統可能會受到影響，更容易出現發燒性水泡（若曾感染過第一單純疱疹病毒）或口腔潰瘍（即口瘡）的狀況。請選擇一種喜愛的紓壓方式，並盡量每天實踐。

◎ 藥物使用選項

有研究顯示，賀爾蒙治療有助於維護口腔健康，也能緩解更年期的期間可能出現的口腔症狀。有項研究發現，大約三分之二具有口腔症狀的更年期女性在接受 HRT 後，症狀有所緩解。這個研究結果並不令人意外，因為相較於未進入更年期的女性，圍停經期和停經後女性口腔不適的比例明顯較高，這代表賀爾蒙變化的確會影響口腔健康，因此補充賀爾蒙可能會有所幫助。

眼睛乾燥或發癢

更年期對我一點也不友善！我的熱潮紅非常嚴重，有時甚至不敢踏出家門一步。記得 14 年前看報紙時，我的汗水從額頭滴到報紙上，甚至順著背往下流。乾眼症狀也是從那時候開始的，本來以為只是感染，每次眼睛變紅的時候就會完全卸掉眼妝，發生兩次之後才意識到這不是感染。我的頭髮像稻草一樣乾枯，皮膚變得乾燥又鬆弛。望向商店的鏡子，我幾乎認不出自己。全身的關節都在痛，甚至連腳趾也這樣。疲憊感非常嚴重。最後醫師診斷出我罹患了橋本氏甲狀腺炎，服藥後症狀有所緩和。當時我很害怕接受賀爾蒙治療，但現在我的建議是：考慮採用 HT 吧。

—— 潔琪 D.

乾眼症（DED）是一種常見的眼部疾病，影響眼睛表面，可能會引起不適、疼痛和視力變化，進而干擾專注力與日常生活狀況。乾眼症在女性中較為普遍，尤其是圍停經期和停經後的女性更為如此。

造成乾眼症的因素有很多，而賀爾蒙下降可能就是主因之一。這是因為雌激素和雄激素的平衡，對於淚液分泌與滋潤和保護眼睛表面的水層至關重要。當這層水分保護膜受到影響時，罹患乾眼症的風險就會增加。

◎ 改善乾眼症的策略

可以透過調整生活方式、補充營養素，或在需要時使用藥物來改善乾眼症狀。

根據美國國家眼科研究所的資料所示，以下生活習慣可以維護眼部健康並減輕乾眼症狀：

- 避免煙霧與強風，或長時間待在冷氣房
- 使用加濕器增加室內濕度
- 使用電子設備定時休息以減少眼睛疲勞，並限制螢幕使用時間
- 外出時配戴全罩式太陽眼鏡
- 每日攝取足夠水分
- 維持每晚 7 至 8 小時的睡眠

◎ 補充劑

有些維生素對於維持眼睛的保護很重要，缺乏特定維生素（如維生素 D、A 和 B）可能會增加罹患乾眼症的風險。

- Omega-3 脂肪酸：每日至少 1,000 毫克
- 維生素 A：每日 5,000 IU
- 維生素 D：雖無固定劑量，但不應超過每日 4,000 IU，除非有醫師指示
- 維生素 E：每日 400 IU

◎ 藥物使用選項

研究顯示，賀爾蒙補充療法可能有助於治療更年期相關的乾眼症狀。與醫療服務提供者討論 MHT 選項，可以調整賀爾蒙平衡並緩解 DED 症狀。若不想使用 MHT，或希望搭配其他治療方法的女性，還有其他選擇：

- 非處方人工淚液：輕度乾眼症可透過人工淚液改善，不需處方箋即可購買。人工淚液可以緩和眼睛的乾澀與不適。
- 處方藥物：嚴重乾眼症可能需要眼科醫師開立如 Restasis 或 lifitegrast（Xiidra）等藥物，可促進淚液分泌並減少發炎。

疲勞

「我曾以為自己得了新冠或某種嚴重的病。我的症狀包含心悸、焦慮、耳鳴、疲勞、失眠、憂鬱，情緒也不斷波動。因為擔心心臟有問題，所以我暫停運動，結果症狀卻更嚴重。我去看了心臟科醫師，服用了低劑量的乙型阻斷劑（因為血壓太高了），但除此之外沒有接受其他治療。我又去看了家庭醫師，他為我進行檢查，結果發現膽固醇偏高。他建議我針對每個症狀服用不同種類的藥物：降膽固醇藥、抗憂鬱藥、安眠藥等等。然後我在社群媒體上發現了哈弗醫師的帳號，決定預約看診婦科醫師。我向醫師列出了所有症狀，討論了 HRT 的可行性，最後決定服用雌二醇和黃體酮。結果如何？賓果！我的生活回歸正軌！我現在重回了健身房運動，也開始調整攝取的營養。」

——辛蒂 S.

隨著年齡增長，承擔的責任不斷增加，我們的生活日益忙碌，精力也時常多方消耗，導致疲憊成為常態。然而，**圍停經期與更年期的期間出現的疲勞，遠不只是結束一天忙碌後的勞累感，而是一種身心俱疲的極度耗竭**，甚至會帶來難以承受的沉重感，讓人只想躺平休息。我發現，疲憊感是長期侵蝕患者韌性的重要因素之一。研究也顯示，疲勞是圍停經期與更年期中極為常見的症狀。在一項針對三百名女性的研究中，研究人員發現，隨著更年期階段不斷演進，疲勞感也

會逐步加深。研究結果顯示：

- 19.7% 的停經前女性回報曾經歷身心俱疲的症狀。
- 在圍停經期時，此比例大幅上升至 46.5%。
- 而到了更年期後，有 85.3% 女性都有疲勞狀況，此數字十分驚人。

問題是：為什麼會發生這種情況？可以從伴隨更年期而來的賀爾蒙變化中找到解答。隨著身體逐漸適應雌激素與黃體素的減少，如腎上腺與甲狀腺分泌的激素等其他賀爾蒙，可能會出現異常變化。上述的賀爾蒙負責調節身體的能量運用，一旦失衡，就可能造成疲憊感持續發生。

除此之外，如熱潮紅和夜間盜汗等更年期症狀會造成額外的疲勞感，也會造成夜間頻繁醒來並難以重新入睡，而上述所有狀況都會打亂睡眠模式，甚至加深白天的疲憊感。

更年期期間可能出現的其他因素也會加劇更年期疲勞。這些因素包括：

- 睡眠呼吸中止症：隨著年齡增長，睡眠呼吸中止症等睡眠障礙更有可能發生，並可能導致睡眠品質不佳和白天的疲勞。請務必與醫療保健提供者排除此類情況。
- 藥物：有些處方藥，尤其是可能有助於治療焦慮或憂鬱的藥物，都可能會產生疲勞等副作用。

◎ 減緩疲勞的策略

- 睡眠：這個答案顯而易見，但仍十分重要：若你有更年期疲勞的症狀，請確保自己有良好的睡眠環境。睡得更飽的一個最有效的訣竅，就是打造理想的睡眠環境。這包含將房間溫度控制在約攝氏 15 至 19 度，是最適合的溫度。此外，也要打造一個舒適的睡眠環境，請減少光線和噪音干擾，穿著透氣輕薄的衣物，並挑選適合室內溫度的寢具。此外，睡前至少兩小時請避免使用含藍光的電子設備（手機、平板、LED 電視螢幕）。

- 運動：雖然在極度疲勞時，運動可能讓人卻步，甚至會讓你更累；但研究顯示，運動可改善睡眠品質，進而減少疲勞感。但我們知道運動可以改善睡眠品質（也因此會降低疲勞感），也能提升你的活力。雖然目前沒有太多研究在探討特定種類的運動，以及圍停經期女性的疲憊狀況，但有項 2023 年的研究發現，每週進行 3 次、每次 30 分鐘的皮拉提斯，持續 8 週後，受試者的身體與心理疲勞均有減少。

◎ 藥物使用選項

更年期賀爾蒙療法有助於穩定賀爾蒙波動，而這正是造成使人虛弱的常見症狀之主因，因此該療法可以減緩疲勞感。

慢性疲勞症候群

慢性疲勞症候群（CFS），亦稱肌痛性腦脊髓炎（ME），是一種複雜且常會造成身體虛弱的疾病，特徵是持續且找不出原因的疲勞，並伴隨一系列其他症狀，如疼痛、認知功能障礙與睡眠紊亂等。目前，研究人員正在尋找 CFS 與更年期之間的關聯，儘管尚未找到明確關聯，但已有許多重要的研究發現，包括：

- CFS 主要影響女性。有趣的是，大多數的 CFS 病例在女性的生育年齡期間，以及更年期前後發現。這些時期的賀爾蒙變化劇烈，加上 CFS 在性別上的差異，使人不禁懷疑賀爾蒙（包括更年期相關的賀爾蒙）是否扮演了關鍵角色。

- 賀爾蒙波動可能會促進或加劇 CFS 症狀。研究認為低度的慢性發炎是引發 CFS 的重要因素。根據目前研究，雌激素在調節免疫系統與抑制發炎方面扮演重要角色，因此更年期時的雌激素下降，可能會造成 CFS 症狀的發展或惡化。

- 婦科手術可能與 CFS 息息相關。進行過子宮切除術（移除子宮）或卵巢切除術（移除一側或雙側卵巢）的女性，尤其是因手術而提早進入更年期的女性，可能會面臨較高的 CFS 風險。

- 更年期可能會加劇症狀。有些女性回報，在圍停經期或更年期的期間，CFS 的症狀會有所惡化。與更年期相關的賀爾蒙變化可能會導致疲勞加重、睡眠障礙及情緒波動，這

些變化可能會與 CFS 原有的症狀相互影響。
- **症狀重疊**。慢性疲勞症候群與更年期有許多相似症狀，如疲勞、睡眠障礙和情緒變化。這重疊的症狀使兩者難以區分，可能造成誤診或延遲診斷。

隨著研究人員不斷深入探討 CFS 的成因，我們或許會發現，賀爾蒙變化在其中帶來的影響遠比想像中更深遠。希望未來研究能提供更有效的治療方法，能夠治癒這種複雜且令人衰弱的疾病。

五十肩

五十肩，醫學上稱為沾黏性肩關節炎，特徵為肩關節僵硬與疼痛。這種複雜且尚未完全瞭解的疾病通常會經歷三個階段：發炎期、冰凍期與解凍期。在發炎期時，患者的肩部疼痛逐漸加重，尤其是在夜間的疼痛可能十分劇烈，甚至影響睡眠。冰凍期的特徵是活動範圍逐步受限；而解凍期時，肩部功能則會緩慢恢復。五十肩的成因五花八門，包括外傷、發炎反應及潛在的健康狀況。

近期研究顯示，更年期時雌激素的減少可能與五十肩的發生機率息息相關。這並不令人意外，因為我們已知雌激素在促進骨骼生長、減緩發炎，以及維持結締組織的完整性等方面扮演關鍵角色，而這些

因素的變化都可能成為五十肩發生的起因。

2022 年，杜克大學的研究人員探討了停經後女性、MHT 與五十肩之間的潛在關聯，並發現了一些突破性的見解。研究團隊分析了近兩千名介於 45 至 60 歲之間的停經後女性病歷，這些女性均出現肩部疼痛、僵硬與沾黏性肩關節炎等症狀。研究團隊獲得了十分不錯的研究發現，包含雌激素替代療法可能具有預防五十肩的功效。研究結果顯示，若女性接受 MHT，則五十肩的發病率較低（3.95%）；而未接受治療的女性則較高（7.65%）。雖然這兩組數據之間的差異尚不足以確定這不是由於偶然因素所致，但這項發現確實讓我們開始關注雌激素在預防五十肩中所扮演的角色。杜克大學的研究人員認為，更年期時雌激素的下降與五十肩可能存在關聯。

在這項研究出現之前，更年期女性罹患五十肩的可能原因仍不清楚，因此即使研究人員只是提出更年期與五十肩之間的關聯，就已是重大突破。如今這項研究為未來研究打下基礎，也為未來潛在的治療方法打開了大門。儘管仍需更多研究來確立賀爾蒙之間更明確的關聯，我們還是可以期待未來能發現更多證據，藉此更有效預防並治療這種令人痛不欲生的疾病。

◎ 治療五十肩的策略

五十肩的治療重點在於物理治療，且越早開始治療效果越好，因為這有助於防止僵硬與功能喪失繼續惡化。物理治療師會藉由運動訓

練、伸展運動及按摩技巧，幫助患者逐步恢復肩部活動範圍。此外，治療師可能也會建議使用熱敷與冰敷來緩和疼痛並減少發炎狀況。

◎ 藥物治療選擇

- 藥物：在五十肩的疼痛期，非類固醇抗發炎藥物（NSAIDs）與止痛藥能緩解疼痛與發炎。這類藥物通常用於減緩五十肩造成的劇烈疼痛。然而若需長期使用，應由醫療專業人員監控。
- 類固醇注射：在某些情況下，醫師可能會建議將類固醇注射至肩關節，藉此減少發炎並緩解疼痛。類固醇注射可提供短期緩解的效果，但長期效果有限，通常會作為綜合治療計畫的一部分，搭配其他療法使用。

◎ 醫療手術選擇

- 水擴張術：這是一種將無菌水注射入肩關節的治療方式，目的是擴張關節囊，消除沾黏並增加關節活動範圍。此療程通常會在超音波引導下進行，並可能與類固醇注射合併使用。
- 麻醉下實施徒手矯正（MUA）：對於症狀嚴重且對其他治療無效的患者，MUA可能是一種選擇。在此手術中，患者會接受全身麻醉，醫師會強制活動肩關節，藉此消除沾黏並提升活動度。該手術通常需要後續訂定積極復健計畫來維持效果。
- 手術治療：手術治療較少用於五十肩，但當所有其他治療方法

皆無效時，可能會考慮此選項。手術的目的是釋放關節囊以提升活動範圍。手術後的物理治療至關重要，能幫助患者達到最佳康復效果。

腸胃問題

在進入更年期前，我的身形嬌小，身高 160 公分，體重 50 公斤，即便生了 3 個孩子，依然保持苗條身材。我運動適量，吃什麼都不會變胖，睡眠狀況良好，精力充沛。然而，更年期的到來就像開啟了一個開關，我從充滿活力變得毫無精力，焦慮、易怒，甚至夜夜失眠。我無法解釋為何身體總是隱隱作痛，也不明白為何腹部時常脹氣，腰部突然長了一圈「游泳圈」，無論做什麼都無法擺脫腹脹與體重增加的問題。短短兩年間，我胖了 14 公斤，然而我自認為自己的飲食與運動習慣都沒有任何改變。後來，我向一位專門研究更年期的醫師諮詢，開始採用賀爾蒙治療，並更加瞭解自己的飲食習慣，配合間歇性斷食後，我減掉了一些體重，更令我驚喜的是，全身各部位的尺寸都變小了！衣服尺寸縮小了一號，更重要的是，我的生活品質大幅提升，而且仍在不斷進步！

——多娜 M.

人體的腸胃道（GI）是負責消化食物、吸收營養並排除廢物的複雜系統。近期研究顯示，在維持腸胃道的健康與功能方面，雌激素及

其受體扮演著關鍵角色。然而，當進入更年期而導致雌激素減少時，這種變化可能會影響腸胃道健康，甚至導致某些腸胃疾病與不適症狀的發生。

◎ 胃酸逆流、胃食道逆流疾病

胃食道逆流（GERD）發生時，胃酸會逆流至食道，導致心口灼熱、喉嚨有異物感，甚至吞嚥困難的狀況發生。研究顯示，50歲以前，男性比女性更容易罹患 GERD；但更年期後，女性的 GERD 發生機率顯著上升。

事實上，有研究發現，停經後女性罹患 GERD 的風險是停經前女性的 3.5 倍。雌激素可減少發炎，並使食道黏膜對造成 GERD 的胃酸更具抵抗力，藉此降低胃食道逆流的風險。

有趣的是，停經後未曾接受賀爾蒙療法的女性，罹患胃食道逆流的風險低於曾接受或正在實施賀爾蒙療法的女性。使用的雌激素劑量越高、時間越長，胃酸逆流的風險就越高。這可能與食道下括約肌（LES）對雌激素的反應有關，當括約肌過於鬆弛時，胃酸更容易逆流，從而增加 GERD 風險。選擇性雌激素受體調節劑（SERM）和非處方賀爾蒙藥物也與罹患 GERD 的風險增加有關。

這讓我們瞭解，下食道括約肌可能對雌激素替代療法特別有反應，變得過於鬆弛。因此對於接受賀爾蒙治療，或在更年期時透過療法分泌雌激素的患者，罹患胃食道逆流的風險會有所增加。GERD 是

少數在實施 MHT 後似乎沒有改善的更年期症狀。有些專家認為，這可能只是口服雌激素的副作用，若採用非口服的治療方式可能就不會對疾病造成影響，但我們仍需要更多研究支持。

◎ 腸躁症

腸躁症（IBS）是一種相當常見的胃腸道疾病，會影響大腸並造成腹痛與腹脹，以及如便秘或腹瀉增加等排便習慣改變的症狀。性賀爾蒙，尤其是雌激素，對於消化系統的運作扮演重要角色，當然也跟系統發生狀況息息相關。IBS 在女性中比男性更常見，症狀可能會在女性月經週期的不同階段、懷孕期間，當然還有更年期之後發生變化。因此，研究人員認為性賀爾蒙與胃腸功能之間有所關聯，但對於兩者之間的相互作用，尚有很多不解之處。研究表明，雌激素會影響結腸蠕動，可能導致腸躁症的症狀出現。女性停經後，與尚未停經的女性相比，罹患腸躁症的女性往往會出現更嚴重的症狀。然而，在罹患腸躁症的男性中並未觀察到這種與年齡相關的變化。這種差異可能是因為女性的性賀爾蒙對於大腦和腸道的溝通方式有很大影響，會影響女性感知胃部不適的方式以及消化系統的工作方式。

◎ 大腸癌

大腸癌是一種會影響胃腸道的惡性腫瘤，也是全世界癌症死亡的主因。有趣的是，女性罹患大腸癌的盛行率高於男性。婦女健康倡議

的研究表明，停經後女性接受了 MHT 治療後，大腸癌的發生率降低了 30%。這代表雌激素對於大腸癌具有潛在的預防作用。

◎ 腸道菌群的變化

更年期時的胃腸道問題也可能是由腸道菌群的變化引起的。腸道菌群是消化道中複雜的微生物群，對於維持整體健康扮演著關鍵角色。這個重要的腸道菌群受到多種因素的影響，包括老化和性賀爾蒙，而研究也開始揭露更年期和腸道菌群之間的複雜關係。更年期與以下腸道菌群的變化有關：

• 腸道菌群多樣性下降：更年期與較少雌激素會降低腸道菌群的多樣性，這種變化可能破壞腸道菌群的微妙平衡，進而影響健康。

• 腸道菌群的組成更趨向男性：研究顯示，更年期可能會改變菌群的組成方式，變為更接近男性的菌群組成。雖然我們還不知道這與健康變化有何關聯，但與更年期相關的腸道菌群變化與不良的心臟代謝有關，其中可能包括高血糖、高膽固醇以及腰圍的增加。

• 雌激素組潛力下降：有個新的研究領域與雌激素組相關，雌激素組是在腸道菌群中發現的一組產酶基因，可讓腸道細菌代謝雌激素。有趣的是，雌激素組的作用可以讓不活躍的雌激素再次變得活躍，並重新進入血液之中。在更年期的期間，雌激素釋放激素的潛力可能會降低，這會對雌激素代謝和賀爾蒙相關的健康造成影響。研究人員正在探索雌激素反應性癌症相關的潛在作用，我認為未來會聽到

更多相關資訊。

• 腸道屏障滲透性增加：更年期時雌激素與黃體酮的下降可能會造成腸道屏障的滲透性增加，導致更多細菌與毒素進入血液，從而引發體內的慢性發炎反應。

◎ 減輕腸胃問題的策略

我相信，未來的科學研究將會進一步揭示更年期與腸道菌群之間越來越重要的關聯，以及這種關聯如何影響腸胃健康。我們也希望，在未來的歲月裡，能夠獲得更多基於科學證據的策略來幫助改善這些問題。目前，以下是一些可以支持腸道菌群與腸胃健康的策略。

營養

食用富含纖維的飲食是維護腸道健康最重要的營養策略。纖維是腸道益生菌的營養來源，能夠促進生長，並分泌短鏈脂肪酸，這對腸道健康十分有益。此外，纖維還可以幫助消化，減少對食道下括約肌的壓力，進而減少心口灼熱和其他胃食道逆流的症狀。**理想情況下，女性每天應從飲食中攝取至少 25 克纖維，但大多數人的攝取量僅為此數字的一半。**

我最喜愛的纖維來源包括酪梨（我的最愛）、豆類、花椰菜、莓果以及奇亞籽。纖維補充劑也可能有幫助，但大部分的纖維應來自於天然食物來源。有關纖維補充劑的討論，請參見第 145 頁。

補充劑

富含益生菌的食物（如優格、克菲爾發酵乳、德式酸菜等）以及含有特定益生菌菌株的補充劑（如乾酪乳桿菌、瑞士乳桿菌、鼠李糖乳桿菌和洛德乳桿菌），對更年期後的腸道健康具有明顯益處，可以進一步預防因賀爾蒙減少而增加的健康風險。這些益生菌可以促進腸道對鈣的吸收，減少骨質密度流失的風險，改善泌尿生殖道症狀，促進陰道 pH 值平衡，並管理心血管代謝的風險。

―――― **益生菌的潛力** ――――

益生菌是一類對人體無害的細菌，存在於食物與補充劑中，能促進腸道內「好菌」的生長。這些好菌能增強營養吸收，幫助預防感染與其他致病因子，也有助於預防食物不耐症與過敏。由於許多健康問題都與腸道菌群有關，因此你可能會發現，益生菌經常用作為改善更年期各種症狀的策略。雖然目前對益生菌的具體影響仍缺乏確切的科學證據（因為其作用較難單獨隔離進行研究），但許多研究已顯示，特別是進入更年期後，益生菌對於維護健康具有極大的潛力。

2023 年發表於《近期營養報告》（Current Nutrition Reports）的一篇文章，回顧了多項隨機對照試驗，藉此探討在更年期使用益生菌有何影響。研究發現，益生菌可能具備「多效作用」，代表可以改善不同的生理功能與系統。益生菌可以為更

年期帶來的健康益處包括：

- 增加鈣質吸收，能夠保護骨質密度並延緩更年期骨質流失
- 降低陰道的 pH 值，從而限制病原性細菌活動，藉此減少子宮內膜增生的風險
- 避免慢性發炎、膽固醇升高與胰島素阻抗的發生，從而降低代謝症候群與心血管疾病的風險
- 降低乳癌發生率，因為這可能與益生菌對腸道菌群中雌激素代謝的影響有關。此外，益生菌也能改善因乳癌療程所引起的泌尿生殖系統症狀

值得注意的是，在這項研究中，含有雙歧桿菌與乳酸桿菌屬的補充劑（如乾酪乳桿菌、瑞士乳桿菌、鼠李糖乳桿菌和洛德乳桿菌）似乎對女性健康的正面影響最為顯著。

生殖泌尿症候群

生殖泌尿系統包括生殖和泌尿器官。更年期時，若影響陰道、外陰或膀胱的症狀出現，醫師會稱之為更年期生殖泌尿症候群（GSM）。GSM有許多症狀，儘管十分常見，卻往往未受到適合治療。這是由於許多女性出於害羞或對有效治療選項不瞭解，因而沒有回報自己有症狀。讓我們來看看特定器官因更年期雌激素缺乏，可能出現

的各種變化。

在膀胱之中，支撐組織可能會變弱，造成尿失禁的發生。而膀胱和尿道的內部也會變得更容易受到刺激與感染。缺乏雌激素是更年期女性罹患慢性泌尿道感染的最可能原因。

對於陰蒂而言，血流減少與組織的健康度下降，都會降低陰蒂的敏感性與反應能力。若陰蒂的敏感性和反應能力降低，通常會造成性慾低落、性快感減少。

在外陰部分（即陰道的開口與外側部分，陰唇也包括在內），其皮膚和黏膜可能會變薄並失去彈性。也有可能面臨潤滑能力降低的狀況。這些變化的綜合效果可能會造成外陰的刺激、不適和乾燥感，上述狀況在性行為過程中可能最為明顯。

而陰道的組織可能會變薄並失去彈性，陰道潤滑也會減少。這會造成陰道灼熱、搔癢感與乾燥，甚至在性交時會造成疼痛。也可能變得更容易遇到陰道感染的困擾。

◎ 治療生殖泌尿症候群的策略

GSM 的症狀可能會對女性的生活品質與親密關係造成巨大影響。但好消息是，不必忍受這些症狀，因為有許多治療選項能夠緩解這些狀況，並如你所願重拾性快感。由於 GSM 的症狀也可能是由感染所造成，因此如果出現任何可能症狀，應該儘快就醫。到診所時，請誠實討論你的症狀，切勿隱瞞，這樣才能確保獲得最有效的治療。然而，

對於預防更年期女性泌尿道感染而言，最有效的長期治療方式是陰道雌激素，而非抗生素。

藥物使用選項包括：

• 陰道雌激素：低劑量的陰道雌激素療法是治療 GSM 的絕佳選擇。這種療法不但安全、成本效益高，對大多數女性也有效。有口服藥、凝膠或陰道環的形式可供選擇。請參見第七章，瞭解詳細的陰道雌激素治療選項。

• 脫氫異雄固酮（DHEA）：DHEA 通常會以栓劑形式插入陰道使用，對於改善陰道健康與緩解症狀十分有效果。若是正在接受芳香化酶抑制劑治療的乳癌患者，這是一個不錯的選擇。

• 口服 Ospemifene：Ospemifene 是一種口服的選擇性雌激素受體調節劑（SERM），可供偏好使用口服藥物治療的女性選擇。

• 潤滑劑和保濕劑：市面上有許多非處方潤滑劑和保濕劑可以緩解乾燥的症狀。雖然其中有些產品含有可能引起刺激症狀的添加劑，但現在市面上有很多選擇，一定能找到最適合自己的產品。

• 局部利多卡因（LIDOCAINE）：若性交過程中有劇烈疼痛的狀況（即性交疼痛症），則可以在性行為前將利多卡因局部塗抹於外陰的受影響部位，可以藉此減少疼痛。

陰道潤滑劑與保濕劑

若曾逛過附近藥局的女性用品區，或在網路上瀏覽過五花八門的性健康相關產品，你會發現可以選擇的商品種類繁多（而且各牌都保證可以為你帶來最極致的性快感）。我不能為這些保證的真實性做出評論，但瞭解潤滑劑和保濕劑這兩種產品有何區別，可以協助你找到需要的產品。

陰道潤滑劑可以減少性行為中的摩擦。這裡的「摩擦」指的是當一個表面或物體移動過另一個表面時所遇到的阻力。潤滑劑在強烈摩擦的情況下會起到關鍵作用，能讓性行為更舒適愉快，還能提升性慾。為了讓過程更舒適、減少疼痛，並帶來更深的愉悅感，應該在性行為早期就使用潤滑劑（在這種情況下，過晚使用效果反而較差）。

陰道保濕劑則應該定期使用，而並非在性行為發生的當下才專門使用。這些產品就像塗抹於臉部或腿部的保濕霜一樣，目的是為陰道內部提供保護屏障。這層屏障可以提高濕潤度，並減少陰道乾燥帶來的不適感。

選擇陰道潤滑劑或保濕劑時，請詳閱標籤，確保所選擇的產品切合自身所需。

然而，無論是陰道保濕劑或潤滑劑，都無法解決陰道乾燥的根本原因，特別是陰道組織的細胞變化更是如此。若想解決這些

> 問題，雌激素療法和其他經 FDA 核准的藥物會更加有效。然而，即便無法解決根本原因，若要解決更年期陰道乾燥症狀並加強舒適感和性快感，陰道保濕劑和潤滑劑絕對是必備工具。

心悸

　　一切都是從極度疲勞開始的。有時我感覺胸部「又悶又重」，甚至以為自己心臟病快發作，之後胸部就開始心悸。我的家庭醫師把我轉介給心臟內科醫師，但檢查結果顯示我的心臟沒問題。醫師告訴我可能是因為脫水或喝太多咖啡。接下來居然開始出現嚴重的暈眩症狀！我去看耳鼻喉科，檢查結果還是正常，但眩暈嚴重到我只能用爬的來移動。我還以為自己中風了，先生不得不帶我去掛急診。急診的女醫師為我做了腦部 CT 掃描，還檢查了心臟病的血液測試等。不過當我告訴醫師，我現在是生理期時，她認為這些問題可能是賀爾蒙所引起的。她是這兩年內唯一將這些症狀與賀爾蒙連結在一起的醫師。突然間，一切都通了！我完全無法想像自己在 45 歲時，居然會有賀爾蒙失調或進入圍停經期的狀況。因此我做了功課，順利找到了可以開立生物等同性賀爾蒙療法的醫師，現在我覺得真是太棒了。

——阿蕾娜 H.

有42%的圍停經期女性和52%的停經後女性回報有心悸症狀，此症狀意旨感覺心跳明顯改變。心悸可能是快速或不規律的心跳（即心律不整）；感覺心臟「漏跳」或「錯過」一拍；又或者是心跳過於劇烈或誇張。

心悸可能是因為雌激素下降而引起的，這種賀爾蒙的變化已與心率增加、心悸的頻率增加，以及不會造成任何威脅的心律不整有所關聯。縱使已確認這之間的關聯，但很少有更年期女性在看醫生時，會被告知賀爾蒙變化可能是罪魁禍首。事實上，人們更可能認為心悸是因壓力或焦慮所造成的結果。

公平而論，不應該將更年期的心悸症狀自動歸咎於賀爾蒙在作祟，因為可能有潛在問題存在。舉例來說，心悸可能是由心律不整所引起的，而由於心悸的起因有所不同，你可能需要看心臟科醫師來找出病因。然而，任何心悸相關檢查，都應該考慮到年齡與圍停經期或更年期的可能狀況。更年期發作的心悸可能會造成不少困擾，不但會干擾睡眠、造成憂鬱症狀的出現，更會破壞生活品質。雖然只知道賀爾蒙可能是造成心悸的其中一個原因，但這對減輕心悸帶來的困擾會有很大的幫助。

◎ 減緩心悸症狀的策略

關於更年期心悸的研究數量非常有限，這也導致目前很少有經過充分科學驗證的治療方法，可以用於改善或治療這種情況。像更年期

的其他症狀一樣，我們都需要更多關於更年期心悸有效治療的研究。

撰寫本書時，賀爾蒙療法是唯一的選項，有證據顯示能有效減少雌激素下降而引起的心悸發生率或嚴重程度。而其他治療選項，如藥物療法、飲食補充劑、認知行為介入或耳部針灸（又稱耳灸貼），都尚未有足夠的證據支持使用。

膽固醇過高、三酸甘油脂過高

我在 2022 年 10 月「正式」踏入更年期，當時 56 歲。在過去的一年裡，儘管我體重正常、整體而言十分健康、攝取抗發炎的健康飲食，每週也會運動數次，但卻遭受可怕的關節疼痛所苦。我的主治醫師為我做了各項檢查，包含發炎與風濕性關節炎的檢查（檢查結果都正常）。我的膽固醇首次出現偏高的狀況，她請我「繼續努力改善」已經十分健康的飲食習慣。我也看了骨科醫師，但醫師為我看診關節痛後卻說這只是「運氣不好」。兩位醫師都沒有將關節疼痛與膽固醇過高的狀況，與進入更年期或缺乏雌激素互相連結。我現在開始採用賀爾蒙替代療法（我使用的是雌二醇貼片與黃體素），對於改善關節疼痛與膽固醇過高的症狀滿懷希望。

—— 貝弗莉 W.

膽固醇是一種臘狀的脂肪物質，存在於血液之中。身體用膽固醇來製造賀爾蒙、建立細胞膜並代謝特定的維生素。人體需要膽固醇才能執行這些重要任務，但如果膽固醇過高，則可能會堆積在動脈中，並可能導致血管堵塞的狀況發生。動脈堵塞是十分嚴重的健康問題，因為可能會引發心臟病或中風。

去看醫生檢查膽固醇時，通常會進行一項血液測試，測量總膽固醇、低密度脂蛋白（LDL）膽固醇、高密度脂蛋白（HDL）膽固醇以及三酸甘油脂。LDL 向來稱為「壞」膽固醇，因為這種膽固醇會堵塞在動脈中；而 HDL 通常稱為「好」膽固醇，因為 HDL 會協助從血液中清除壞膽固醇。在我的診所裡，我還會檢查脂蛋白酵素元 B，可能會寫作 ApoB；和脂蛋白元 A，可能會寫作 Lp(a)，因為這兩種檢查會比一般的血脂檢查更為具體，評估冠狀動脈疾病的風險更為準確。上述這些是我會特別要求進行的測試（請參見第八章，查看可以與醫師討論的血液檢查清單）。

膽固醇在更年期時通常會急速上升。在我的診所中，大多數更年期患者都對於自己血脂檢查結果的升高感到震驚，縱使飲食或運動的習慣並沒有明顯變化，有些病患的 LDL 和三酸甘油脂甚至上升了 10 到 15％。這些數值的增加通常是因老化所致，但對於脂質的數值變化而言，更年期雌激素下降在之中扮演獨立的作用；隨著雌激素下降，HDL 也會跟著下降，而 LDL 和三酸甘油脂則會上升。

這並不十分令人驚訝，因為有證據顯示雌激素與膽固醇的數值息

息相關。在仍有月經來潮的女性中，膽固醇會隨著月經週期中雌激素的變化而輕微波動。此外，由於雌激素具有抗氧化的作用，所以在更年期下降時，LDL分子的氧化就會更自由，對動脈也會更危險、更具破壞性。

總有一天我們會更加瞭解雌激素影響膽固醇的方式，因為似乎很有可能在肝臟中找到解答。肝臟是人體內生產和代謝膽固醇的指揮中心，肝臟細胞含雌激素受體，而這些受體實際上決定了人體的脂質狀況。

想瞭解膽固醇數值是否不健康的唯一方法，就是請醫師在抽血時也進行血脂檢查。雖然脂質異常可能會導致動脈壁因硬塊堆積而變窄，但通常這沒有明顯的症狀。理想狀況下，若脂質數值正常，應該每五年做一次血脂檢查，如果脂質異常，應該更頻繁進行檢查。

◎ 管理膽固醇過高的策略

營養

- 富含抗氧化劑的飲食：可以藉由飲食來增加抗氧化劑的攝取量，如此即可彌補雌激素自然抗氧化作用的缺乏。富含抗氧化劑的食物包含綠葉蔬菜，如瑞士甜菜、菠菜和甜菜葉等；十字花科蔬菜，如青花菜和白花椰菜；豆類，如扁豆和鷹嘴豆；以及南瓜、莓果、柑橘類水果和黑巧克力。

- 氧化壓力的飲食控制：還可以選擇避免氧化壓力增加的食物，

氧化壓力是脂質異常的重要促成因素。控制飲食的方式包含限制加工肉類、油炸食品和含糖蔬菜的攝取。

- 脂質魚：從非油炸的脂質魚類中攝取 omega-3 脂肪酸可降低罹患冠心病的風險，這可能是由於 omega-3 可以降低三酸甘油脂。脂質魚包含沙丁魚、鮭魚、鯖魚、黑鱈魚與藍鰭鮪魚。長期攝取 omega-3 脂肪酸也與降低冠狀動脈疾病的風險息息相關。

- 來自食物來源的益生菌：研究顯示，益生菌對膽固醇數值有顯著影響，並能降低三酸甘油脂和 LDL。最佳的益生菌攝取來源包含優格、希臘優格、白脫牛奶、茅屋乳酪、大蒜、蘋果醋，以及如德式酸菜和任何種類醃菜的發酵或醃製食品。

補充劑

- 維生素 D：對於停經後的女性而言，若維生素 D 的數值較高，則與三酸甘油脂較低、體脂肪較低，以及代謝症候群發生率較低有所關聯。研究還顯示，受試者補充維生素 D 和鈣質後，維生素 D 的數值上升，而這也與 LDL 和三酸甘油脂下降、HDL 上升有關。

維生素 D 顯然具有調節脂質的作用，應該在更年期時將維生素 D 的含量維持在健康範圍內。有些健康指南建議每天攝入 600-800 IU 的量；但在我的診所裡，大約 80% 的患者維生素 D 嚴重不足。因此，我目前建議每日劑量維持為 4,000 IU（這是不含毒性的最大劑量），如果臨床上有缺乏的情況，則可藉由開立處方來增加劑量。在

我看來，每次抽血時都應檢查維生素 D 的數值。請參見第八章，瞭解可以與醫師討論的實驗室檢查完整內容。我為患者製作了一份維生素 D、omega-3、維生素 K 的組合補充劑：請造訪 thepauselife.com 來瞭解更多詳細資訊。

• Omega-3 脂肪酸：若不常食用脂質魚，則可以採用含有二十碳五烯酸（EPA）和 22 碳六烯酸（DHA）的 Omega-3 脂肪酸補充劑。已經證明補充魚油對魚降低膽固醇有一定的功效，而持續補充與降低整體的三酸甘油酯有所關聯。如果膽固醇正常、過高或在過高的邊緣，Omega-3 脂肪酸對於降血脂的作用十分一致。

• 黃連素：黃連素是植物中自然存在的化合物，可在如金印草和刺檗等植物中發現。美洲原住民和中醫長期使用黃連素治療多種疾病，而研究也顯示黃連素對改善血脂數值有很大的幫助，特別是有助於降低 LDL 和三酸甘油酯，並增加 HDL。黃連素可作為補充劑來購得，無需處方箋。大多數研究表示，有效的劑量為每天 500 毫克，一天服用一至兩次。我會建議我的患者使用黃連素補充劑來改善血脂數值異常。

• 纖維：洋車前子是一種天然的纖維補充劑，已經展現出能夠大幅減少 LDL 膽固醇和總膽固醇的潛力。在 1500 多名受試者的臨床研究中，使用的洋車前子劑量為 6 至 15 克／天（大多數研究使用的劑量為每天 10 克），研究結果顯示膽固醇明顯下降。若患者的基準膽固醇較高，則使用洋車前子後的膽固醇減少最為明顯。洋車前子也可

以與斯他汀藥物和膽酸結合劑作為輔助療法一同使用。

◎ 藥物使用選項

更年期賀爾蒙療法（MHT）對於改善整體血脂狀況與降低心臟病風險有一定幫助。然而，是否使用MHT來降低膽固醇，有些特殊考量：

• 若已罹患三酸甘油酯血症（即三酸甘油脂過高），需要注意的是，若口服雌激素劑量較高，可能會導致三酸甘油脂升高。正因如此，採用經皮MHT療法、較低的口服劑量，或是像是利飛亞錠（tibolone）等的選擇性雌激素受體調節劑（SERM）可能是較佳的選項。

• 雌激素和黃體素的組合在改善血脂數值方面，可能不如單獨使用雌激素有效，這是因為黃體素可能會抵消雌激素對膽固醇某些有益的效果。不過，擁有子宮的女性在使用雌激素時都應搭配黃體素使用，藉此保護子宮內膜。

• 根據時機假說（詳情見第三章第45頁），若在進入更年期後超過10年再開始使用MHT，使用的安全性可能較低。如果從進入更年期起算已過了10年或以上，且有顯著的冠狀動脈疾病風險因子，則在開始實施任何含雌激素的MHT之前，都應考慮進行冠狀動脈鈣化分數測試。這可以測出你目前的動脈硬化鈣化情況，讓醫師可以評估採用MHT的安全性。

• 降血脂藥物：對於更年期血脂數值異常的管理，儘管調整生

活方式與攝取補充劑扮演關鍵角色，但有些女性可能仍需要服用降血脂藥物。現已廣泛使用降血脂藥物（特別是斯他汀類藥物）來降低罹患心血管疾病的風險。然而，需要特別注意的是，相較於男性，這些藥物在預防心血管疾病或由此引發的死亡時，女性患者的使用效果較差。

長期以來，人們都認為斯他汀類藥物的效能強大，可以降低膽固醇並減少罹患心血管疾病的風險。這款知名藥物藉由抑制參與膽固醇生成過程的酶，可以降低血液中的膽固醇含量。斯他汀類藥物是治療高膽固醇處方箋的常見藥物，但最近醫學界正集中討論一個問題：斯他汀類藥物對於女性，是否與對男性一樣有效又有幫助？目前尚無定論，但答案似乎偏向否定。

- 存活效益：其中一個爭議之處，就是斯他汀類藥物對整體存活率的影響。根據資料顯示，對於已罹患心血管疾病或有心臟病、中風病史的女性而言（即所謂的第二級預防），使用斯他汀類藥物並未顯示出降低整體死亡率的效果。結論：斯他汀類藥物似乎不會提高些群體的存活率。
- 初級預防：同樣地，對於沒有罹患心血管疾病的女性（即所謂的初級預防），服用斯他汀類藥物對於整體死亡率並無益處，也沒有降低心血管症狀（如心臟病發作和中風）的效果。結論：斯他汀類藥物對於沒有心臟病史的健康女性似乎沒有顯著益處。

斯他汀類藥物對女性的價值仍有疑慮

是否使用斯他汀類藥物的另一個考量，是可能會造成肌肉骨骼疼痛的副作用。服用斯他汀類藥物的患者之中，肌肉疼痛是十分常見的抱怨，可能出現肌肉酸痛、疲勞或虛弱。這種疼痛可能僅有輕微不適，也有可能嚴重到影響日常活動。目前已有高達七成的女性，僅因為更年期的緣故而受肌肉骨骼疼痛所苦，若再加上服用斯他汀類藥物，可能會加重不適。

我知道這讓你難以決定是否使用斯他汀類藥物，而若已在服用斯他汀類藥物，可能會想知道是否應該停止服用。我目前認為，必須依據個別情況來評估使用狀況。斯他汀類藥物顯然不應作為常見處方箋，開立給所有膽固醇過高的女性，但對某些患者而言，這類藥物帶來的益處可能大於風險。我不想再重複，但我們的確需要更多研究，才能確定斯他汀類藥物是否是最佳藥物使用選項，為女性預防心血管疾病的不良事件。請務必與醫師詳細討論這個問題。

熱潮紅

我現在52歲，是急診醫師，在繁忙的都市一級創傷中心工作。我48歲時進入了更年期，當時只有幾次月經晚來，但隨後便開始體

驗到可怕的熱潮紅症狀，每30分鐘就發作一次！我感覺到一股劇烈的灼熱感與刺痛感，從後背的中部上升到脖子，然後是頭皮，直至頭皮完全被汗水浸透為止。有一次，我甚至要求先生幫我剃光頭！這些症狀在疫情初期發生，那時我甚至需要穿戴帽子、口罩和塑膠防護服來照顧重症患者。大多數時候，我才開始工作沒幾分鐘就全身濕透。感覺真的太糟了。不過，我的婦科醫師（簡直是天使）為我開了口服的 HRT 並幫我調整劑量，於是我終於重新回歸正軌，可以正常過生活。

——史蒂芬妮 E.

熱潮紅，又稱潮熱，是種常見的更年期症狀。根據統計，有六成至八成的女性在圍停經期或停經後會出現此症狀。熱潮紅屬於「血管運動症狀」的一種。（心悸是另一種血管運動症狀，值得獨立作為一項「工具箱」的條目來做介紹，請參見第 241 頁。）血管運動指的是與血管的收縮或舒張有關，但熱潮紅的發生實際上是源於一個名為下視丘的大腦區域。下視丘是身體內部溫度控制器，對溫度非常敏感，需要不同類型的神經元維持特定平衡來調控身體溫度。當雌激素下降時，這種平衡就會打破，導致這個溫度控制氣故障，造成血管不必要的擴張。血管擴張時，就會造成熱潮紅發作時的那種燥熱感和臉紅感。這種感覺可能會向胸部和臉部擴散，讓你汗如雨下。若熱潮紅在晚上發作，則稱為夜間盜汗。

一般認為，熱潮紅是更年期最令人困擾的症狀，但根據我的經驗和研究，更準確的說法應該是，熱潮紅是最具代表性的更年期症狀。我的意思不是說熱潮紅不煩人，也不是要強調它又麻煩又常見，因為事實的確如此，重點在於長期以來，熱潮紅一直是更年期的代名詞，吸引了女性的所有注意力，而那些不那麼「明顯」但更常發生的症狀，則常被當作單純的心理問題或衰老的表現。熱潮紅需要強調的重點在於，這種症狀代表了健康風險增加。研究認為熱潮紅的發生頻率與內臟脂肪的增加有關，而熱潮紅的嚴重程度則與心血管疾病的風險增加有所關聯。

你可能會想知道，該如何判斷自己的熱潮紅症狀是否嚴重或頻繁發作。根據上述研究，熱潮紅或夜間盜汗頻繁發作的定義，是在 2 週內發作了 6 天或以上。而嚴重程度（另一項研究的主題）的衡量方式，則是請參與者描述熱潮紅症狀的程度來評估，分為「從未發作」，「症狀輕微」，「症狀中等」或「症狀嚴重」。

對於為何熱潮紅的嚴重程度或發作頻率與健康風險增加有關，目前科學界尚未完全瞭解其原因。而夜間盜汗（即晚上發作的熱潮紅）相關的睡眠障礙可能與此有關。睡眠品質差可能代表褪黑激素減少，而褪黑激素減少與停經後女性體重增加有所關聯。無論風險增加的原因為何，若熱潮紅的症狀嚴重或頻繁發作，則請務必積極處理。

不幸的是，儘管大多數女性的熱潮紅症狀都會出現數年，但有些女性的症狀卻會長達數十年；研究顯示，持續時長的中位數為 7.4 年。

這些症狀最終會隨著時間而有所緩解，但要忍受的時間實在太久了。

到目前為止，仍不知道為何有些女性的熱潮紅症狀又久又嚴重，但其他女性卻根本沒有熱潮紅，或只有輕微症狀並能迅速緩解。如果你的熱潮紅症狀輕微或中等，也許能透過調整以下生活方式來緩解。但若症狀嚴重，雖然這些方法可能也有幫助，但如果想要更有效緩解，則可能需要考慮採用處方藥物。

◎ 緩和熱潮紅的策略

緩和熱潮紅的首要步驟，就是開始注意症狀。這很重要，因為如果熱潮紅發生得很頻繁或症狀嚴重，內臟脂肪增加或罹患心臟病的風險可能會提升，應儘快與醫師討論治療選項或其他預防的措施。為追蹤熱潮紅的症狀，可以考慮以日誌的方式記錄，可以參考第 321 頁附錄 C 的範例。不論如何記錄，都應根據熱潮紅對日常生活的影響程度來列出排名。可以使用以下評分標準：

1 ＝輕微（不影響日常活動）
2 ＝中等（一定程度上影響日常活動）
3 ＝嚴重（無法進行日常活動）

如果 3 頻繁出現，代表你目前的熱潮紅症狀為臨床定義的嚴重和頻繁，因此我建議預約醫師進行討論。

◎ 藥物、治療選項

就熱潮紅的治療方式而言，一般認為更年期賀爾蒙療法是最佳選擇，也是最有效的血管運動症狀治療方法。若是已經進入更年期後10年內的女性，應將此療法視為首選與最佳選。

若因禁忌症、其他風險因子或個人偏好而無法採用賀爾蒙療法，有幾種非賀爾蒙療法可供選擇。在2023年6月，更年期協會發佈了立場聲明，根據支持賀爾蒙療法的科學研究品質與數量，針對非賀爾蒙療法進行排名。我作為崇尚實證醫學的醫師，對此十分樂見其成。因為這代表你不必再浪費時間和金錢，從保證「快速緩解熱潮紅」的假產品或方法中篩選實際有效的療法，而是可以先選擇有科學實證支持有效的療法。

根據更年期協會的說法，以下非賀爾蒙療法具有充分一致的科學證據支持，有緩解熱潮紅症狀的效果：

- 認知行為療法（CBT）：文獻支持使用CBT來降低熱潮紅的發生頻率。

- 臨床催眠療法：在兩項試驗中，皆研究了催眠療法對於治療熱潮紅的效果。結果顯示，相較於不接受治療，接受臨床催眠的效果明顯更佳。

- 選擇性血清素回收抑制劑／血清素去甲腎上腺素再攝取抑制劑（SSRI/SNRI）：SSRI和SNRI對血管運動症狀的改善效果為輕至中等程度。僅有paroxetine獲FDA核准，每日使用7.5毫克來治療熱潮

紅。

• GABAPENTIN（Neurontin）：Gabapentin 與改善血管運動症狀的頻率和嚴重程度的相關。

• FEZOLINETAN：這種藥物以 Veozah 品牌的名義發售，於 2023 年獲得 FDA 核准用於治療熱潮紅。Fezolinetan 可以抑制發送熱訊號並觸發熱潮紅的神經元活動。雖然這種藥物前景甚佳，但目前價格非常昂貴，且通常不在保險給付的範圍內。

• Oxybutynin 是一種治療膀胱過度活躍的抗痙攣藥物，目前相關研究較少。然而，現有研究發現，若女性服用 oxybutynin，熱潮紅會減少 70% 至 86%。這項研究的受試者包含服用 tamoxifen 或芬香環酶抑制劑的乳癌存活者。

營養

雖然更年期協會並未推薦特定的生活型態介入方式來治療熱潮紅（如攝取特定食物或進行某些類型的運動），但有研究表明，調整某些生活方式可能會有所幫助。舉例來說，2022 年《更年期》期刊發表的一項研究顯示，實施減脂的純素飲食，並搭配每日大豆的攝取，讓熱潮紅的發作頻率與嚴重程度顯著減少，也有助於緩解其他與更年期相關的健康問題和性問題，也讓體重明顯減輕。這項研究將純素飲食和每日攝取大豆食物互相結合，因此無法確定是哪一部分的飲食介入最有效。但我欣賞這項研究的原因，是因為該研究顯示出飲食策

略可能會帶來明顯改善的潛力。

若能夠保持對健康有益的生活習慣，可能會對熱潮紅的嚴重程度造成影響。保持穩定的血糖、血壓和膽固醇、不抽菸，可以讓新陳代謝變得健康，進而對更年期的症狀有所幫助。可惜的是，無法確認這些努力會讓熱潮紅（或其他更年期症狀）減輕多少，但投資自己的健康始終非常值得。

胰島素阻抗

進入更年期時，我正在就讀藥學院。腦霧的症狀讓我以為自己快失去理智（甚至以為自己罹患了早發性失智症）。我無法想起重要資訊，這讓一位指導老師告訴我，他們認為我無法通過考試。我開始看更年期相關的抖音影片，並開始深入瞭解更年期。我也去看了婦產科，但她參考過血液檢查結果後，不認為我的身體有問題，還把我的眾多更年期症狀歸咎於糖化血色素略為上升，卻忽略了胰島素阻抗在更年期中十分常見。我搜尋了更多資訊，然後去找家庭醫師（她知道我對健康資訊的瞭解很深）。這次診療的進展順利多了，主要是因為我找到了有效的補充劑，目前已幫助我恢復腦功能，也讓我感覺回到了以前的狀況。雖然之後考試過關了（不過失敗了好幾次），但我現在卻覺得補充劑不是唯一選擇，也不太確定該如何是好。

——潔西卡 T.

胰島素阻抗（IR）是指細胞對胰島素變得不敏感。胰島素是由胰腺所分泌，對葡萄糖（即血糖）的代謝至關重要的賀爾蒙。當細胞無法對胰島素做出反應時，可能會導致血糖持續偏高，這個情況是第二型糖尿病和低度慢性發炎的風險因子。

如同第六章中提及的，更年期時的雌激素下降讓發生胰島素阻抗的風險更高。雌激素在葡萄糖代謝中扮演兩種作用：幫助肌肉組織利用葡萄糖作為燃料，以及抑制肝臟生成葡萄糖（即糖質新生作用）。隨著雌激素流失，在代謝過程中也無法作用，這可能使細胞無法正常利用並儲存食物的能量，因此造成血糖長期偏高。

胰島素阻抗的症狀並不明顯，但有一些已知的風險因子，包括：

- 45 歲以上
- 第二型糖尿病家族史
- 肥胖，尤其是腹部肥胖（即內臟脂肪過多）
- 缺乏活動的體力
- 高血壓或膽固醇過高
- 多囊性卵巢症候群（PCOS）
- 睡眠呼吸中止症
- 脂肪肝疾病
- 使用特定的降血壓藥物、類固醇，或治療精神疾病或 HIV 的藥物
- 庫欣氏症候群和甲狀腺功能低下症

請務必注意胰島素阻抗的個人風險因子,因為如果不加以治療,胰島素阻抗可能會導致前期糖尿病的發生,甚至可能發展為第二型糖尿病。第二型糖尿病會導致罹患中風、心臟病、腎臟和眼部疾病,以及糖尿病神經病變等嚴重健康問題的風險增加。

◎ 治療胰島素阻抗的策略

若想治療胰島素阻抗並減少患病風險,必須優先選擇可以完全發揮身體代謝潛力的健康生活方式。這些生活方式主要是妥善規劃飲食和運動,藉此支持細胞對胰島素的敏感度。我們希望細胞對胰島素敏感,這與胰島素阻抗恰恰相反,因為如此可以讓血糖保持平衡,並減少發炎的狀況。你可以培養提升胰島素敏感度的習慣,保護自己免受常見慢性疾病所苦。下列會分享一些良好習慣。

營養

可以朝著兩個關鍵的營養目標來努力,可以守護更年期階段與停經後的代謝健康(這些營養目標是《加爾維斯敦飲食法》的基礎,這本書與其中的計畫是我為更年期的女性所設計。)

攝取低升糖指數飲食:升糖指數可以衡量食物造成血糖上升的速度。升糖指數較低的食物會讓血糖上升的速度緩慢,這對代謝、情緒(避免血糖過低)等更有好處。升糖指數較低的食物包括蔬菜、水果、全穀食物、堅果、瘦肉和豆類。

每天至少攝取 25 克纖維：研究顯示，膳食纖維的的每日攝取量可以讓空腹血糖和胰島素降低。無論是來自天然食物的水溶性纖維還是纖維產品，對於改善血糖管理和胰島素敏感度皆有所效果。

以下分享一些優質的纖維來源（在《加爾維斯敦飲食法》中也有詳細說明）：豆類、青花菜、莓果、酪梨（我超愛）、奇亞籽、南瓜籽、朝鮮薊、毛豆、南瓜、綠葉蔬菜、去殼燕麥粒、玉米、斯佩耳特小麥、藜麥、向日葵籽、香蕉、蘋果、麥麩、杏仁、蕃薯與梅子等。攝取低升糖指數飲食並每天補充足夠纖維，自然而然就能維持健康的身體組成。

攝取大量多酚類食物：多酚是存在於植物中的有益化合物，抗氧化的活性極佳。以下分享優質的多酚來源：

- 蘋果
- 莓果
- 花椰菜
- 胡蘿蔔
- 小茴香
- 黑巧克力（可可亞是多酚類主要來源）
- 亞麻籽
- 辣椒

補充劑

補充劑可以補充飲食改善胰島素敏感度的不完善之處，包括：

- 鎂：許多研究顯示，透過不同形式補充鎂，對於改善胰島素敏感度十分有益；每日攝取 250-360 毫克的鎂可以帶來正面效果。

- 鋅：缺乏鋅元素與罹患胰島素阻抗風險增加密切相關，但若沒有缺乏鋅，則會帶來較為複雜的補充效果。
- 維生素C：研究顯示，維生素C的多寡與代謝症候群息息相關，但仍需更多研究來確定有效的劑量。
- 益生菌：益生菌的攝取與更年期女性改善的胰島素阻抗分數相關；益生菌補充劑應包含乳酸桿菌和雙歧桿菌。

維生素D雖然不如上述補充劑那麼有效，但研究也發現能為葡萄糖代謝帶來明顯的正面改變。

運動

規律運動對於改善胰島素敏感度至關重要。實際上，每週至少5天，每次運動30分鐘，就能提高細胞對於胰島素的反應能力，也可增加「葡萄糖的吸收」。簡而言之，就是身體組織可以使用更多葡萄糖，讓血液中多餘的葡萄糖減少，進而減少疾病發生。

◎ 藥物使用選項

正如在第六章中所討論的，MHT似乎有效果。

腎結石

腎結石是腎臟中的礦物質堆積物，會造成疼痛。2023年，有個

開創性的研究顯示了雌激素多寡與腎結石之間的相關性，為管理腎結石疾病帶來潛在的突破機會。有趣的是，研究發現，雌激素較高可能會降低罹患腎結石的風險。若想瞭解原因，就要看看雌激素是如何影響過程中的一種關鍵蛋白質：PAT1。

PAT1 是一種存在於腎臟中的蛋白質，可以將帶負電的離子移出細胞膜。在這些帶負電的離子中，草酸鈣是腎結石的其中一種重要成分。若身體裡有足夠雌激素，就會降低 PAT1 的活性，進而減少草酸鈣的堆積。這代表，雌激素會使礦物質難以在腎臟中堆積，因此減少了腎結石的形成機會。

雌激素不僅能防止帶來疼痛的腎結石產生，還與出色的腎臟功能息息相關。雌激素調節 PAT1 的能力似乎有助於平衡體內帶負電的離子，對於確保腎臟正常且有效運作，保持此種平衡至關重要。

◎ 治療腎結石的策略

此領域的研究尚處於初期階段，因此目前尚無任何有證據支持的策略可供參考。不過令人興奮的是，現在已經有更多人開始關注缺乏雌激素對女性健康的影響，而未來我們也會持續深入瞭解！若沃你目前正受腎結石所苦，請務必與醫師討論賀爾蒙狀況。

月經週期變化

我的月經一直很準時，甚至可以用「精確運作」來形容，每次都是同一天同一時間報到。但突然之間，月經開始變得量多又頻繁。接著，量多的狀況演變為一年中約有七成的時間都在出血。我覺得這不正常，就去看醫生，醫師也同意這不是正常狀況。他立刻為我安排超聲波檢查，檢查結果卻是「不知名原因出血」。我的婦產科醫師很積極，他列出了可以採用的選項後，我們一致認為第一步應該要安裝蜜蕊娜（Mirena）子宮內避孕器。2個月後我就停經了。2年後，我受熱潮紅（我喜歡開玩笑地稱之為「開始加熱」）的症狀所苦而經歷了數個不眠之夜。醫師為我做了血液檢查後告訴我，我已經處於更年期，並提供了幾種可以緩解症狀的選項。我現在正在使用HRT雌二醇貼片，症狀已在慢慢改善。我很感激醫師沒有忽視我的狀況，也感謝我自己不斷瞭解更年期相關知識。我知道我們不應該默默承受這些事情。

——崔西 E.

　　由於賀爾蒙在圍停經期時會發生波動，因此在更年期過渡期間，大多數女性的經期會有某種程度的不規律。但是「大多數」並不代表「全部」：有 15～25% 的女性在最後一次月經來潮之前，經期規律的變化較小，或完全沒有變化。

　　如果足夠幸運，月經一向規律，你可能會注意到一些在月經週期中發生的變化，這些變化可能可以預測出距離更年期還有多久。一旦

已經 60 天（含）以上沒有月經來潮，通常很有可能會在 2 年內進入更年期。我想強調的是，這裡使用「通常」這個詞，是因為更年期並不一定會遵循這些規則，也不能輕易把症狀歸類。

隨著賀爾蒙開始改變，以下是可能會經歷的一些月經變化：

• 月經量增加：由雌激素和黃體素波動所引起，更有可能在月經過渡期的晚期發生。在肥胖和有子宮肌瘤的女性中更為常見。

• 月經量減少：由賀爾蒙下降所引起。

• 月經週期延長：賀爾蒙變化可能會打亂排卵規律，造成經期之間的間隔變長。較長週期在圍停經期的晚期更為常見。

• 月經週期縮短：賀爾蒙變化也可能造成經期之間的間隔縮短。較短週期在圍停經期早期較為常見。

• 異常點狀出血：在經期以外出現的輕微出血，通常稱為點狀出血，在圍停經期時很常見，是由賀爾蒙波動所引起。

• 月經沒有來潮：卵巢不再規律排放卵子或懷孕時，就有可能會發生這種狀況。

• 月經症狀變化：經痛和 PMS 症狀的強度可能會改變。

上述列表中提到的變化很常是由賀爾蒙波動所導致。但這並不代表每次賀爾蒙波動都是造成異常子宮出血的原因。因此當月經開始不規律時，最好去看婦科醫師。理想情況下，這位醫師應該要能真的傾聽，並能幫助你區分有害症狀，以及可能只是帶來不適感的症狀。（為了幫助醫師盡可能辨認出可能的情況，我建議你在就診前以日誌記錄

症狀。請參見附錄 B 與 C 的範本。）

若在生育期間的狀況相對較平穩，沒有太多婦科問題，你可能就會認為自己能處理任何月經變化，完全不需要醫療協助。然而很重要的一點是，若有任何過多、異常大量或持續出血，特別是伴隨著疼痛或其他症狀時，請務必不要忍耐。這可能是如子宮腺肌症，或子宮肌瘤、息肉或增生等潛在疾病的徵兆。若檢查結果有這些狀況，並不一定需要立刻進行子宮切除術或卵巢切除術。還可以選擇其他方案，比如置入合成黃體素子宮內避孕器（IUD）或進行子宮內膜切除術。若醫師唯一建議的選擇是切除子宮或卵巢，或兩者皆須切除，我強烈建議尋求他人意見；因外科手術所引發的更年期會有劇烈的後遺症，除非絕對必要，否則不應輕易下決定。

若距離上次月經已過了 1 年（含）以上，且已進入更年期，則應將任何陰道出血都視為異常狀況並進行評估。如果才剛開始賀爾蒙療法不超過 6 個月，則出血可能是身體正在適應 MHT 的結果，但仍然應該向醫師報告症狀。

◎ 調整圍停經期月經變化的策略

你應該去看婦科醫師，尋找最適合的策略或治療方式。以下是一些醫師可能會推薦的選擇：

- 期待性治療：指的是醫療專業人員進行觀察等待或密切監測，而不是立刻治療。

- 口服避孕藥、黃體素等賀爾蒙藥物，或釋放賀爾蒙的子宮內避孕器（IUD），可以調節月經週期並減少異常出血。

- 非類固醇抗發炎藥物（NSAIDs，如阿司匹靈（ASPIRIN）或IBUPROFEN等藥物）可以緩解疼痛，實際上還能減少經期出血。

- 如 tranexamic acid 等抗纖維蛋白溶解劑，可以治療因纖維蛋白分解作用增加（身體自然的抗凝血現象）所引起的過度月經出血。

- 子宮頸擴張及內膜刮除術（D&C）：若確定子宮組織異常是出血原因，即可能需要進行此手術，去除這些組織。

- 子宮內膜切除術：使用熱、冷、雷射或電流永遠毀壞子宮內膜，進而減少或停止月經出血。

- 子宮切除術：在最嚴重的情況下或其他治療無效時，可能會建議此手術，但通常不會作為首選。雖然子宮切除術代表去除子宮，但該手術同時也會切斷卵巢供血，進而加速卵巢功能衰退。這就是為什麼子宮切除術會使女性在平均約 4.4 年內進入更年期。

若已進入更年期並開始出血，請務必進行評估，排除子宮內膜癌、子宮頸癌或萎縮性陰道炎、GSM 的可能性。萎縮性陰道炎是更年期後出血的常見原因，若醫師診斷為此疾病，則會運用局部雌激素療法或潤滑劑／保濕劑來進行治療。

心理健康問題與情緒變化

45歲時，我開始出現不知名的焦慮狀況，伴隨著月經量大、失眠、頭暈、心悸、消化問題和不寧腿症候群。婦科醫師說我的貧血狀況是因為大量出血所造成的，這解釋了一部分症狀的原因，但我現在也知道，當時我正處於圍停經期。而我向醫師請教其他症狀的原因時，她竟然指著自己的腹部說：「我只處理這個，」並指向心臟和頭部：「沒有負責這個和這個。」因此我開始了一段漫長、孤獨且黑暗的過程，試圖搞清楚「我到底怎麼了」。醫師沒有告訴我答案，卻只是開立抗憂鬱藥物、焦慮藥物 Xanax，以及要我帶著去找治療師的處方箋。我覺得低落到不行，還曾經想一了百了。因此我必須自己找答案，並為自己發聲。這花了我5年，成千上萬個小時的努力，最後終於藉由賀爾蒙療法才重新回到原本的狀態。但我永遠無法忘記那段時光，也無法忘記醫師對我的忽視與冷漠。

—— 艾美 P.

　　雖然更年期是由卵巢功能衰退而引發的生理變化，但同時也會帶來許多心理變化。研究持續顯示，進入更年期會增加如憂鬱和焦慮等心理健康問題的風險，而情緒、認知和情感健康的變化也十分常見。這些症狀可能由輕微到嚴重不等，也可能會大幅影響整體生活品質。

　　在許多方面，我們還無法完全理解為何女性在特定生命階段，尤其是更年期時，會更容易受到心理健康挑戰的影響（對，我們需要更多研究支持）！但有些研究結果顯示，這可能與「生物脆弱週期」

（biological vulnerability windows）的概念有關。情緒在這個週期會特別脆弱，通常會在賀爾蒙波動的重大時期（如月經週期、懷孕、產後，尤其是更年期過渡期）開始。當然，還有其他因素參與其中，並非所有正處於脆弱期的女性都會發生情感性疾病，或出現情感明顯變化。但對於某些女性而言，賀爾蒙波動的影響會對心理健康造成巨大影響。

情緒變化和情感性疾病在更年期時更容易發生，很可能與雌激素下降息息相關。雌激素有助於調節神經傳導物質血清素、多巴胺和正腎上腺素的活性，這些物質與憂鬱和情緒有關。大腦中也有雌激素的受體。在這兩種情況下，隨著雌激素下降，仰賴雌激素而運作的代謝和神經功能一定會受到影響。

◎ 緩和心理健康問題和情緒變化的策略

我必須強調：我不是心理健康專業人士，因此這裡列出的策略不是為了取代治療師、心理學家或精神科醫師所提供的心理治療。

若你曾有過想傷害自己或他人的念頭，這個情況十分緊急，應立即向急診部門尋求協助（台灣可撥打 1925），這是免費、保密而全天候的治療轉介和訊息服務，可為面臨心理或物質使用障礙的個人使用者與家庭提供幫助。

更年期中出現的心理健康挑戰，絕不應以「我咬緊牙關忍過去就好」這種心態來處理，特別是在有效療法和方案能改善情緒和情緒性

疾病的狀況下，更不該如此。若你目前正面臨明顯且持續發生的心理健康變化，我鼓勵你尋求心理健康專業人士的幫助。還可以深入瞭解這裡提到的各種介入措施，包括賀爾蒙療法、Omega-3 脂肪酸和植物補充劑。

◎ **藥物使用選項**

雌激素療法未經 FDA 核准，不可用於治療情緒性疾病，但已有研究表明該療法具有心理益處，並可能幫助：

- 減少憂鬱症狀。研究已發現賀爾蒙療法（特別是基於雌激素的介入）具有類似於經典抗憂鬱藥物（如 SSRIs 和 SNRIs）的效果。雌激素，特別是雌二醇，已有抗憂鬱的特性。

- 預防更年期前期的憂鬱症。在更年期前期，研究發現雌二醇能預防憂鬱症發作，這代表在更年期前期接受雌激素治療的女性，比較不容易發展出新的憂鬱症狀。某次隨機試驗有 172 名女性受試者，研究內容旨在探索雌激素治療的效果，特別是經皮雌二醇（0.1mg／天）與間歇性口服微粒化天然黃體素（每 3 個月 12 天，200mg／天）的聯合療法，將此療法與安慰劑進行比較。一年後，接受雌激素結合黃體素治療的女性，在憂鬱症狀方面明顯低於接受安慰劑的女性。此效果在更年期前期的女性中更加明顯。

- 作為更年期後期憂鬱症的輔助治療（與抗憂鬱藥物一起使用）。目前認為雌激素療法單獨用於治療更年期後期的憂鬱症並不有

效，且不應作為抗憂鬱藥物的替代品使用。然而，雌激素療法可以減輕症狀，並可以提高抗憂鬱藥物的臨床效果。

• 預防非憂鬱症女性的憂鬱症狀發作：以經皮雌二醇形式使用的雌激素療法，與間歇性口服微粒化天然黃體素結合使用，可以預防非憂鬱更年期前期女性的憂鬱症狀發作。

• 改善情緒並提升健康。研究發現，雌激素療法能為無憂鬱症狀的更年期前期女性改善情緒，並提升健康。

◎ 補充劑

某些補充劑，包括植物性補充劑，經評估可用於緩解更年期的情緒和焦慮變化。一些前景不錯的選項包含：

• 聖約翰草：聖約翰草是一種傳統上用於抗憂鬱的植物，已顯示對輕度至中度憂鬱症有所療效。聖約翰草可增加大腦中如血清素和多巴胺等神經傳導物質來發揮作用。

• 黑升麻：黑升麻是一種用於各種女性健康問題的植物，研究已發現能減緩更年期症狀。藉由與雌激素受體結合並降低黃體成長激素，可緩解與更年期相關的情緒變化。

• 人參：儘管需要更多研究支持，人參（傳統中醫使用根部）可能對更年期的情緒和焦慮變化有益，因為人參具有潛力，可改善整體健康並協助身體應對壓力。

• 卡瓦：卡瓦是一種來自南太平洋的植物，對減少更年期前期和

後期的女性焦慮具有不錯的效果。卡瓦可以增加大腦中的 GABA 而帶來放鬆效果。卡瓦的活性成分是卡瓦內酯，建議有效劑量為每天 70 毫克，但不應超過 250 毫克，以免引發毒性。

• Omega-3 脂肪酸（N-3PUFA）：已有研究聚焦於 Omega-3 脂肪酸在更年期過渡期改善情緒和認知行為的作用。二十碳五烯酸（EPA）是 Omega-3 脂肪酸的其中一種，儲存於冷水脂質魚（如鮭魚）之中，也可透過魚油補充劑攝取，其中也包含二十二碳六烯酸（DHA）。研究顯示，每天最多攝取 2 克 EPA，可以減緩重度憂鬱症、躁鬱症、精神分裂症、焦慮症和注意力不足過動症（ADHD）的症狀。

偏頭痛、頭痛

偏頭痛是一種頭痛的類型，症狀通常為頭部單側強烈跳動性疼痛。偏頭痛對女性的影響尤為明顯，且多發生在中年時期。偏頭痛主要有兩種類型：

1. 無預兆偏頭痛：這是最常見的類型，沒有任何神經症狀或「預兆」出現。

2. 預兆偏頭痛：此類型的特徵是，在偏頭痛發作前或發作時出現神經相關症狀，如視覺異常、語言問題、麻木、刺痛或無力（若你有預兆偏頭痛，並對使用 MHT 有疑問，建議可參閱第 272 頁的附註）。

這些痛苦又讓人難以忍受的頭痛，經常與賀爾蒙波動息息相關。頭痛往往在初經（即初次月經來潮）時發生，許多女性會經歷月經偏頭痛，即與月經週期密切相關的偏頭痛。這些偏頭痛的症狀可能發生在月經前、月經期間或月經後。其他女性則會在更年期過渡期時，面臨偏頭痛發生頻率增加或惡化。還有些女性可能只經歷月經偏頭痛，症狀卻在更年期時完全消失。在這些情況中，在觸發或緩解偏頭痛方面，雌激素的波動顯然發揮了一定作用。研究人員推論，偏頭痛患者在更年期過渡期時，雌激素可能下降較快，讓這些患者更容易受到賀爾蒙引發的偏頭痛所影響。

◎ 緩解偏頭痛的策略

偏頭痛與更年期的關係十分複雜，對於引發或緩解這些頭痛而言，賀爾蒙扮演著重要角色。我建議諮詢醫師，量身打造一套治療計劃，其中可能包含本書提及的某些策略。最後你可能會發現，採用綜合療法對於緩解症狀的效果最佳。

補充劑選項包含一些非處方的營養補充劑，如鎂、核黃素（維生素 B_2）、蜂斗菜、小白菊和輔酶 Q10，這些補充劑在預防偏頭痛方面有一定的效果，並可能減少偏頭痛發作的頻率和嚴重程度。

◎ 藥物使用選項

- 急性治療：這些治療旨在緩解急性偏頭痛發作時帶來的疼痛。

常見的急性治療包括處方藥物，如 triptans、非類固醇抗發炎藥物（NSAIDs）以及止吐藥。

• 預防性治療：對於偏頭痛頻繁發作或症狀嚴重的患者，可能會推薦預防性治療。像是乙型阻斷劑、三環類抗憂鬱劑（TCAs）、抗癲癇藥物和某些降血壓藥物等藥物已顯示出療效。

• 更年期賀爾蒙療法（MHT）：雖然 MHT 並未獲得 FDA 核准用於偏頭痛的治療或預防，但有些醫師考慮在圍停經期和更年期女性中使用該療法，藉此穩定下降的雌激素，這可能有助於緩解因雌激素下降引發的偏頭痛。

• 發展中的療法：針對抑鈣素基因相關肽（CGRP，一種與偏頭痛相關的神經肽）的新興治療正在開發中。這些單株抗體療法對於偏頭痛治療可能非常有效。

預兆偏頭痛與更年期賀爾蒙療法

如果在偏頭痛發作前或發作時，出現視覺異常、語言問題或四肢麻木或刺痛，那就是所謂的預兆偏頭痛。若是有偏頭痛病史（特別是預兆偏頭痛）的女性，醫師可能曾因為擔憂中風發作，而警告這些女性不要使用 MHT。但對於所有罹患偏頭痛的女性來說，這真的是事實嗎？讓我們來回顧一下。

歷史上，雌激素的使用（通常是以避孕藥的形式服用）與動脈小血管血栓（如中風）的風險稍微相關，而這種風險會隨劑量

增加而提高。因此，偏頭痛患者，尤其是罹患預兆偏頭痛的女性，通常不鼓勵使用 MHT。然而，最近有研究對此問題提供了新想法，並挑戰了「所有罹患偏頭痛的女性使用 MHT 的風險相同」此觀點。

需要注意的是，以任何形式攝取全身性雌激素，都可能會稍微增加動脈小血管血栓的風險，這是由於「黏滯性血小板」所致，尤其是在服用高劑量雌激素（如高劑量避孕藥），且具有動脈硬化疾病與吸菸等過往風險因子的患者中更是如此。由於中風的風險似乎與劑量有關，而傳統 MHT 的劑量遠低於避孕藥中的雌激素，因此，MHT 劑量的中風風險應該相對較低。

重要的是，並非所有有偏頭痛的女性，甚至是有預兆偏頭痛的女性，對於罹患動脈血栓的風險都是一致的。在考慮採用 MHT 時，請務必評估個人風險因子，如年齡、吸菸狀況及其他健康狀況。

最後，若有偏頭痛病史（無論是否為預兆偏頭痛），且沒有其他凝血問題的風險因子，都不應自動排除於 MHT 的使用清單之外。但應找到一位可以密切合作的醫師，討論並訂定賀爾蒙治療計劃。理想狀況是，這位醫師能幫助你選出最適合的雌激素療法（如果你的情況評估後是好處大於風險），並密切監測可能出現的副作用。

肌肉骨骼疼痛

　　我52歲，是兩個孩子的母親，也是專門治療有特殊需求兒童的專業治療師。我以前從不認為自己無法勝任工作中對體力的要求，比如從椅子上抱起孩子們，和他們在地板上做活動，或者和孩子們在走廊上跑步。但到了40多歲時，我的經期開始變得不規律，體重增加，身體也變得遲緩。我的婦科醫師做了一些檢查來排除其他狀況，確定我進入了圍停經期。過程中最困難的是，我的身體十分疼痛。關節，尤其是肌肉，都痛到經常常嚴重肌肉痙攣，骨盆也很痛。這些疼痛通常在月經來潮前出現。我沒辦法運動，同事只好代替我完成工作中的活動需求。接著，熱潮紅和失眠也出現了，我從青少年時期就消失的濕疹甚至也重新發作了。我覺得自己快要崩潰了。

——卡倫 C.

　　肌肉骨骼疼痛（MSP）是一個總稱，指的是一系列症狀，包括肌肉疼痛、關節疼痛（關節痛）、關節炎（關節發炎），以及五十肩。五十肩有一套自己的獨特治療選擇，因此該疾病有單獨的條目，可以在第228頁找到相關內容。

　　肌肉骨骼疼痛在患者中是十分常見的麻煩症狀，也是社群媒體上常出現的抱怨主題。肌肉骨骼疼痛所帶來的痛苦無處不在，也常常帶來挫敗感，因為這些症狀很容易遭到忽視，當作「年紀大了的正常現

象」，或遭誤診為纖維肌痛症（詳情請見下頁的纖維肌痛症附註）。

　　肌肉骨骼疼痛可能在更年期的任何階段發生，但在圍停經期尤為常見；有些報告顯示，超過 70% 的圍停經期女性會出現肌肉骨骼疼痛的症狀。在停經後，女性也更容易面臨更加嚴重的肌肉骨骼疼痛，醫師通常會將這些疼痛描述為中度到重度的肌肉骨骼疼痛。至於為何在更年期過渡期和停經後，肌肉骨骼疼痛會明顯增加，目前並不完全瞭解其原因，但考慮到症狀加重的時間點，我們可以合理推測賀爾蒙變化是主因。另外，我們已觀察到，若要減少更年過渡期相關的關節疼痛頻率和嚴重程度，MHT 非常有效。

　　以下是一些關於肌肉骨骼疼痛症狀可能的呈現方式：

- 關節痛：關節痛是指一個或多個關節疼痛，但沒有臨床上的發炎或潛在關節疾病跡象。研究顯示，至少有五成的女性在更年期時會出現關節痛的症狀，約 21% 的女性表示這是最困擾的更年期症狀。關節痛可能會伴隨肌肉痛、疲勞、情緒變化、睡眠困擾、體重增加、焦慮和壓力等。

- 關節炎：與關節痛不同，關節炎與關節發炎的臨床現象或潛在病理異常有關。務必區分清楚關節痛與關節炎，因為治療方法可能有所不同。應向醫師詳細報告關節疼痛症狀，以評估並排除早期關節炎或其他潛在發炎性風濕病的可能性。

更年期與纖維肌痛症

　　纖維肌痛症是一種慢性疾病，會引發全身疼痛，包括肌肉骨骼疼痛，並伴隨如疲勞、憂鬱和焦慮，以及記憶問題等其他症狀。這些症狀也可能是因為更年期的賀爾蒙變化所引起的；不同的是，研究認為纖維肌痛症的起源與中樞神經系統處理疼痛的問題有關，而非賀爾蒙波動所引起。然而，由於症狀非常相似，故研究人員推測，更年期的肌肉骨骼疼痛常常遭誤診為纖維肌痛症，且雌激素缺乏可能在纖維肌痛症的發展中有所作用。研究數據強烈支持此理論。研究人員對一百位纖維肌痛症患者進行研究時，發現兩個關鍵因素與更年期賀爾蒙變化的狀況重疊：（1）主要受影響的性別是女性，（2）纖維肌痛症的症狀平均發作年齡約為 46 歲（正好處於更年期前後）。有趣的是，這一百位患者中，有 65 位在診斷為纖維肌痛症前已進入了更年期，且平均更年期年齡為 42 歲（比常見的 51 歲要早得多）。另外值得注意的是，許多女性的更年期為手術誘發，且未接受足夠的雌激素治療。根據這些統計數據，至少在這個受試者群體中，雌激素的變化與纖維肌痛症的發病有所關聯。而其他研究已經確定，缺乏雌激素是發展纖維肌痛症的重要促成因子，研究結果也顯示出雌激素治療可能有助於某些患者緩解症狀。

◎ 減少肌肉骨骼疼痛的策略

首先,若你正經歷肌肉骨骼疼痛的症狀,無論如何都要採取行動,因為你無須忍受這些可能會影響身心並干擾生活的疼痛。其次,無論選擇何種策略,請都要持之以恆,因為症狀減輕的效果可能不會立即顯現出來。以下是一些減少肌肉骨骼疼痛症狀的策略。

營養

攝取富含水果、蔬菜、精瘦蛋白質和健康脂肪的抗發炎飲食,對於減少發炎和關節疼痛有所幫助。避免攝取加工食品、精緻食物、人工添加劑和過量酒精,也能減少發炎。

運動

規律運動可保持關節潤滑並維持關節健康。若有關節痛症狀,可以考慮嘗試如瑜伽或游泳等低衝擊運動。此外,請務必每天安排伸展休息或短暫散步,或進行一些小範圍活動,藉此減少關節僵硬並促進循環。

補充劑

Omega-3 脂肪酸和纖維補充劑都能減少發炎並改善整體關節健康。此外,如薑黃和白藜蘆醇等天然化合物對於緩和關節痛也有不錯的效果。

◎ 藥物使用選項

- MHT 與減少關節痛和僵硬有關，若有嚴重關節痛的症狀，可能會有所幫助。需要注意的是，有研究顯示，在停止使用 MHT 的女性中，關節痛或僵硬和全身疼痛的症狀，是停止使用安慰劑女性的兩倍。

- 非類固醇抗發炎藥物（NSAIDs），如 ibuprofen、naproxen 和阿司匹靈，對於減少 MSP 的疼痛與發發炎狀十分有效，但應僅用於短期療程。

非酒精性脂肪肝疾病

非酒精性脂肪肝疾病（NAFLD）是一種疾病，在過多脂肪堆積於肝細胞時發生。如果未加以治療，可能會發展成更嚴重的非酒精性脂肪肝炎（NASH）、肝硬化或肝癌。如其名所示，NAFLD 與酒精攝取無關；而由重度酒精攝取所引起的肝損傷或疾病稱為酒精性肝疾病。

近年來，NAFLD 在女性中的發病率有所上升。研究顯示，若處於停經後的階段，罹患非酒精性脂肪肝病的風險是更年期前的 2.4 倍。有部分研究認為，此風險增加與雌激素流失息息相關，這使更年期女性的內臟脂肪更容易增加。如第六章所述，內臟脂肪位於腹腔深處，靠近肝臟及其他重要器官。內臟脂肪是一種代謝干擾物，容易干擾器

官功能,並造成肝臟脂肪的堆積。若肝臟的脂肪超過 5-10%,則可能會發展為非酒精性脂肪肝疾病。

其他可能增加 NAFLD 罹患風險的因素包括:

• 自由睾固酮、具生物效用的睾固酮和游離雄激素指標(自然就偏高,或因使用睾固酮替代療法所造成;請參見第 129 頁關於 Biote 顆粒的說明)

• 缺乏維生素 D

• 因手術造成的更年期

• 第二型糖尿病

• 肥胖

• 胰島素阻抗

• 代謝症候群

• 汽水等果糖飲料攝取過高

◎ **降低 NAFLD 罹患風險的策略**

營養

可以藉由維持正常脂質、血糖和胰島素來減少罹患非酒精性脂肪肝疾病的風險。攝取低量的添加糖、富含纖維和抗氧化物的飲食,尤其是富含維生素 D(如脂質魚、蘑菇)和維生素 E(如堅果、種子以及某些植物油)的食物,有助於將這些營養素維持在健康範圍內。儘管需要更多研究,才能確定 NAFLD 患者最適合的維生素 D 補充劑

劑量和時間長度為何，但最佳方式是盡量從食物來源中攝取這些營養素。

補充劑

若已罹患 NAFLD，以下補充劑（搭配健康飲食和運動）可能對改善肝臟健康有幫助，因為這些補充劑具有抗氧化和抗發炎作用，能減少發炎並防止肝臟繼續損傷：

• 維生素 E（有最多研究支持）：以生育酚的形式攝取，多項研究顯示每日 800 IU 的劑量有助於改善肝臟結構與功能，並可以降低死於 NAFLD 的風險。

• 水飛薊素／奶薊：每日 420～450 毫克，含有 Eurosil 85 配方。

• Omega-3 脂肪酸：研究中建議的平均劑量為 4 克／日。

• 輔酶 Q10：100 毫克／日。

• 黃連素：0.3–1.5 克／日；所有劑量皆顯示有益。

• 薑黃素／薑黃：500 毫克／日，與胡椒鹼一同服用可促進吸收（我已經為患者和學生設計了一款薑黃補充劑，請見 thepauselife.com 來深入瞭解）。

運動

定期運動對於整體代謝健康至關重要，能為肝臟和其他器官的功能帶來好處。研究人員調查哪種運動對於降低 NAFLD 罹患風險最有

效時，發現每週運動 150 分鐘以上，或每週完成兩次以上的肌力訓練的受試者，罹患 NAFLD 的風險較低。

◎ 藥物使用選項

即使養成健康的生活習慣，雌激素下降仍可能帶來腹部脂肪增加和肝臟脂肪堆積的風險，這可能也會造成 NAFLD 的發生。研究顯示，賀爾蒙治療對於停經後女性可能具有保護作用，即使已確診代謝症候群也是如此。尤其是經皮賀爾蒙治療（透過貼片治療）可能對預防 NAFLD 的發展，以及終止疾病發展最為有益。

骨質疏鬆症

骨質疏鬆症是一種進行性的骨骼疾病，會導致骨骼變薄、脆弱且容易骨折。從以下數據就能看出骨質疏鬆症在不同性別間的差異：女性罹患骨質疏鬆症的機率是男性的四倍。這個差異的主要原因是更年期後雌激素流失，一般認為是骨質疏鬆症最常見的原因。骨質疏鬆症的發生是因為骨重塑的過程失去平衡，這個過程就像骨頭的持續修整。正常情況下，身體會去除老舊而脆弱的骨組織，以全新而強壯的骨組織取而代之。但在更年期時，由於雌激素缺乏與睪固酮下降，骨頭的重塑過程受到干擾，老舊的骨組織去除的速度超過新骨組織的生成，這使骨骼變得脆弱，容易骨折；正因如此，骨質疏鬆症也經常稱

為「脆骨病」。骨質疏鬆症是一種「無聲的疾病」，因為內部骨質密度變化並不會有明顯的外部症狀。在許多情況下，只有在骨折後才會意識到自己罹患了骨質疏鬆症。有 40 ～ 50% 的更年期女性一生中會經歷骨質疏鬆性的骨折，而骨質疏鬆症的發展往往是從 30 多歲開始，對於診斷出骨質疏鬆症感到震驚的狀況太過頻繁。這就是為什麼我想要強調：所有處於圍停經期或更年期的女性，都應認為自己有罹患骨質疏鬆症的風險，也應該將維護與促進骨骼健康視為優先任務。

◎ 管理骨質疏鬆症風險的策略

有些生活方式可以減少罹患骨質疏鬆症的風險，包括不吸菸（或戒菸），並限制咖啡因和酒精的攝取。研究發現，吸菸、飲酒過量、和咖啡因的攝取都會降低骨質密度，並增加骨折的風險。你也可以開始平衡訓練運動，並移除家中可能會造成跌倒的危險物來降低骨折風險。我們通常會覺得「預防跌倒」是 70 歲以上老年人的專利，但請相信我：手上拿著手機，肩膀揹著四袋購物袋，衝進家門時，踢到翻起的地毯一角或撞到突出的桌腳，都一樣容易被絆倒。簡單掃一眼擺設，並稍微調整擺放位置，這一點小改動在你不注意時可以帶來大不同。此外，如果家裡有一樣東西讓你多次差點絆倒，每次心裡都想著「我應該把它挪走」，那就趕快去移開！無論年齡多大或更年期狀態如何，摔倒後的復健並不輕鬆（如果摔倒導致骨折，康復期當然會更長、更艱難）；因此實施這個「預防跌倒」策略完全沒有任何壞處。

營養

注意蛋白質攝取量：蛋白質對於維持肌肉組織至關重要，而肌肉對保護骨骼也扮演關鍵角色。請參見 290 頁具體蛋白質攝取建議。

從食物中獲取鈣：鈣與維生素 D 對骨骼組織的形成相當重要，請務必從飲食中攝取足夠的鈣來支撐強健骨骼。理想情況下，大部分的鈣應從食物中攝取，因為有研究顯示，高劑量的鈣補充劑可能會增加腎結石和冠狀動脈疾病的風險。鈣的最佳食物來源包括：

- 罐頭沙丁魚和鮭魚（含魚骨，但別擔心，這些骨頭都是軟的，可以食用）
- 乳製品，如瑞可達乳酪（ricotta）、優格和牛奶
- 深綠色蔬菜，如羽衣甘藍、花椰菜、青江菜
- 豆類

補充劑

- 可能需要攝取鈣補充劑來達到建議的每日攝取量（1,000～1,200 毫克／天），但我再次強烈建議，主要應藉由食物來滿足這個攝取需求。如前所述，服用鈣補充劑與腎結石和心血管疾病的風險增加有關，尤其停經後的女性更是如此。而且較高劑量的鈣補充劑，對於保護骨骼並沒有更好的效果。

- 維生素 D 對於幫助身體吸收鈣質至關重要。建議 19 到 50 歲每日最少攝取 600 IU 的維生素 D，而 50 歲以上則建議攝取 800 IU。

- 肌酸：補充肌酸（5 克／天，通常為粉末形式）可以補充更年期女性常見的低肌酸症狀，從而改善肌肉功能和骨質密度。這種補充劑在與阻力訓練結合使用時效果尤佳，還能改善情緒和認知功能。大量研究支持使用肌酸來促進骨骼健康，其中包括一項研究顯示，連續 12 個月補充肌酸並搭配阻力訓練後，股骨頸部的骨礦物質密度增加。這裡所說的股骨頸部是指位於髖關節附近的股骨上端，而不是支撐頭部的頸部。股骨頸部的骨質密度是停經後女性骨折風險的預測指標。

同一研究還發現，使用肌酸也增加了骨骼的彎曲強度，這代表骨骼對壓力的耐受力更強；也就是說，需要更多的力量才會造成骨折。

這項研究中的受試者每天攝取 0.1 克肌酸／公斤體重，並每週完成三次阻力訓練。對於大多數更年期女性來說，合理、安全且有效的劑量可能是 5 克／天。

- 長期使用特定的生物活性膠原蛋白胜肽（Fortibone）已證明有助於減緩骨質密度的流失，尤其是對於骨質疏鬆或骨質流失（骨密度低可能是骨質疏鬆症的前兆）的人更有幫助。保持骨質密度有助於降低骨折和其他骨質相關傷害的風險。該研究的受試者每天攝取 5 克 Fortibone 生物活性膠原蛋白胜肽，持續四年。這種補充劑通常以粉末形式攝取，與水混合服用。

運動

阻力訓練會對骨骼施加負擔，若重複施加負擔，可以增加骨骼強

度。像跳舞、步行、慢跑、太極、遠足和網球等負重運動也能強化骨骼並改善平衡。

◎ 藥物使用選項

更年期賀爾蒙治療在隨機對照試驗中，已顯示能減少與骨質疏鬆症相關的骨折風險。無論是對於已確診骨質疏鬆症的女性，還是對於骨質疏鬆症骨折風險較低的女性，都有其效果。

若要保護骨骼，採用 50 微克的經皮貼片、2 毫克的口服雌二醇或 0.625 毫克的結合型雌性素可能最為有效，但採用的劑量較低也有保護作用。（我自己和患者都更偏好使用經皮雌二醇貼片；更多關於 MHT 的內容請參見第七章。）

其他治療骨質疏鬆症的藥物會藉由控制骨骼分解和重建，來增強骨質強度。根據需要，醫師可能會建議使用藥物來減緩骨骼的分解過程。這些藥物包括雌激素受體（ER）促效劑、雙磷酸鹽，或一種名為 denosumab 的藥物（有助於阻止骨骼分解過程）。

肌少症

肌少症是一種與年齡有關的進行性疾病，特徵為骨骼肌肉質量、力量和功能喪失。這通常會導致身體活動能力下降，增加跌倒和骨折的風險，明顯會對整體生活品質造成影響。研究發現，更年期的賀爾

蒙波動會導致肌肉流失，並使肌肉流失速度比預期更早；在圍停經期的早期與晚期階段，肌肉質量已經出現變化。

如同第六章提及的，雌激素和睪固酮在維持肌肉組織方面扮演著重要角色。當這些賀爾蒙下降時，肌肉就開始流失，但我們往往沒有察覺。肌肉質量的流失反過來可能導致骨質密度下降，最終可能引發如骨質疏鬆症等疾病。肌肉和骨骼健康在代謝和解剖方面密切相關，常常在強度或脆弱度方面相互影響。因此，你會注意到許多領域中的治療策略有重疊之處。

務必採取行動維持肌肉質量（維持肌肉永遠不會太早）。畢竟，若要維持整體健康，肌肉質量扮演關鍵角色；與身體能力、代謝和健康等方面息息相關，包含：

- 防止虛弱：維持肌肉質量對於預防虛弱至關重要，尤其對於年長女性更是如此。虛弱是一種症候群，特徵是身體機能下降，對健康不良反應也有高度易感性。肌肉質量的流失是造成虛弱的主要原因，會導致體力不足、活動能力降低，並增加跌倒和骨折的風險。

- 身體機能：強壯的肌肉提供進行日常活動所需的力量和耐力，從爬樓梯、搬運雜貨到保持平衡並防止受傷。對女性，尤其是年長女性來說，保持肌肉質量對於維持獨立和高品質的生活很關重要。

- 胰島素敏感性與血糖控制：肌肉組織在葡萄糖代謝中扮演重要角色。骨骼肌負責從血液中吸收並利用葡萄糖，這使肌肉組織成為保護胰島素敏感性的關鍵角色。對於預防或管理像是第二型糖尿病和胰

島素阻抗等疾病至關重要,而這些症狀在更年期後會更容易發生。

• 基礎代謝率(BMR):肌肉組織的代謝十分活躍,代表即使在休息時,肌肉也會燃燒卡路里。擁有的肌肉更多,就會提高基礎代謝率(BMR),即身體維持基本生理機能(如呼吸、循環和細胞修復)所需的卡路里數量。肌肉質量較高的女性往往基礎代謝率較高,更容易保持健康體重和管理體脂。

• 骨骼健康:雖然肌肉和骨骼是不同的組織,但兩者卻密切相連。建立並維持肌肉的阻力訓練也會對骨骼施加壓力,從而增加骨質密度。這對於隨著年齡增長的我們而言至關重要!維持健康的骨質密度可以有效預防受傷和骨折。

• 體重管理:肌肉質量有助於體重管理和體型調整。肌肉組織的密度比脂肪組織更高,這代表擁有更多肌肉不僅能使你變得更強壯,還能讓你變得更苗條。此外,肌肉質量增多所帶來的更高基礎代謝率會燃燒更多的卡路里。

肌少症的診斷,通常是藉由雙能量 X 光骨密度及全身組成分析儀(DEXA)或 InBody 掃描儀來評估肌肉質量並測試力量。我擁有一台 InBody 掃描儀,用來測量患者的肌肉質量。我還會與每位患者詳細討論肌肉質量與對健康的多種影響。整體的症狀改善計劃通常會根據保護和建立肌肉組織的策略而定。

◎ 治療肌少症的策略

治療和預防肌少症需要結合高品質的營養與運動，才能增強肌肉力量和身體表現。此外，因為發炎可能會對加速肌肉組織分解造成影響，因此攝取大量抗發炎食物、減少酒精攝取、不抽菸、充足睡眠並實施減壓方法，對於保護珍貴的肌肉組織十分有幫助。

營養

研究表明，對肌少症有益的營養策略包含增加水果和蔬菜的攝取量；建議每天每公斤體重大於或等於 1.2 克的蛋白質攝取；在運動後攝取含有 20 克蛋白質的高蛋白餐或奶昔，藉此支持肌肉組織的維護和發展。

除了飲食中的蛋白質外，還要確保攝入足夠的維生素 D 和鈣，這對於支持骨骼健康至關重要。骨質疏鬆症和肌少症對肌肉骨骼健康和整體身體功能的影響是有其關聯的。足夠的鈣和維生素 D 對於解決並預防這兩種疾病至關重要。鈣可以維持骨骼健康，維生素 D 則有助於鈣的吸收，同時對肌肉功能也十分有用。如果你面臨骨質疏鬆症或肌少症的風險，或正在與這些症狀鬥爭，重要的是與醫療專業人員合作，評估具體營養需求，並制定客製化的計劃，藉此維護肌肉骨骼健康並預防骨折和肌肉虛弱。

運動

治療肌少症最有效的運動計劃,似乎是結合有氧運動和阻力訓練。持續進行阻力訓練對於預防肌少症扮演重要角色,因為研究表明,這種運動方式有助於建立並保護肌肉的質量和力量。考建議每週進行 2 到 3 次的漸進式阻力訓練,這對改善肌肉質量非常有幫助。

我給自己的目標是,將增加與維護肌肉視為優先任務,因此我的目標是每週至少進行 3 次力量訓練。若想在這方面獲得更多建議,嘉比瑞・里昂醫師的書《肌肉抗老》是很好的資源。

重點是,儘管阻力訓練對於發展和維持肌肉組織十分有幫助,但若你因為某種原因無法這麼做,那就做其他運動;找到能持之以恆的運動並繼續保持。定期運動可預防許多疾病;保持好心情、提高能量和自我認可;對代謝有益;可增強心臟功能⋯⋯這個清單還很長。運動真的是最好的藥方。

補充劑

研究顯示,進行力量訓練的停經後女性如果攝取肌酸補充劑(每天 5 克),可以增加肌肉質量和力量。硒、鎂和 omega-3 脂肪酸可能有助於保護肌肉質量,並能防止肌肉組織的發炎性損傷。

◎ 藥物使用選項

MHT 在保持停經後女性的肌肉質量方面,顯示出混合效果。雖

然可能對肌肉力量和所謂的收縮調節有所幫助，但仍然不確定對肌肉質量有何影響（儘管睪固酮療法已證明能改善停經女性的肌肉張力和質量）。

要攝取多少蛋白質才足夠？

在更年期期間，增加蛋白質的攝取對於支持整體健康，尤其是保護並維持肌肉質量和功能至關重要。隨著年齡增長，女性的蛋白質需求往往會隨之增加，原因包括肌肉蛋白合成的變化，以及隨著賀爾蒙變化而增加的肌肉流失風險。如果你出現胰島素阻抗的症狀（正如你所記得的，在更年期時會讓我們更容易遇到這種症狀），可能需要提高蛋白質攝取量來維持肌肉質量和功能。這是因為胰島素阻抗會影響身體能力，無法有效利用膳食蛋白質來合成肌肉蛋白。

幾項觀察研究已經強調，蛋白質攝取量較高與停經後女性肌肉健康改善之間的正相關。例如，一則女性健康倡議的研究發現，攝取每公斤體重 1.2 克的蛋白質與降低 32% 虛弱風險及身體功能的改善相關。更高的攝取量，即每公斤體重 1.6 克，甚至與更高的骨骼肌肉質量指數有關。

需要注意的是，這個蛋白質攝取量高於一般推薦的每日攝取量（RDA），即每公斤體重 0.8 克。但根據我們對更年期後肌肉流失及虛弱風險的瞭解，我強烈認為這個 RDA 數值並不足夠，

> 應該將攝取量設為每公斤體重至少 1.2 至 1.6 克。
>
> 　　試著增加蛋白質攝取量時，務必從多樣化的來源中攝取，包括瘦肉、家禽、魚類、乳製品、豆類和植物性蛋白質。如此能確保攝取對肌肉維持和整體健康十分重要的營養素和氨基酸。此外，在注意攝取量的同時，也應注意食用時間，最好分散攝取時間，一整天的零食和正餐中都補充蛋白質，而非一次就吃掉所有的蛋白質。

性功能障礙

　　我今年 60 歲，受更年期所苦已經 10 年了。首先發作的是皮膚，長了會發癢的斑塊，感覺就像電擊；再來是一連串的症狀，包含情緒波動、憤怒、頭痛、每月一次像流感一般的症狀、疲憊、熱潮紅、夜間盜汗、喪失自信、腦霧、性慾下降、陰道乾燥、性交時劇烈疼痛、體重增加、無法高潮，以及憂鬱。我的性生活簡直是一團糟。雖然我先生非常耐心又體貼，在床上也很有創意，但我以前所喜愛的性體驗，現在完全體驗不到了。我不是失去性致，而是根本沒辦法再體驗到任何感覺。最難受的症狀之一，發生在熱潮紅之前，我會經歷一種從未體驗過的極致悲傷感，感覺就像無盡黑暗，只有持續一瞬間，我就開始出汗。隨後那種感覺就會消失無蹤。這種症狀一整天會反覆發

生 15 次以上，讓我覺得極度疲憊，開始質疑生活中的一切。我覺得自己已經徹底崩潰了。

——伊莉莎白 L.

性功能是整體健康和生活品質中複雜而不可或缺的元素。在更年期時，性方面的健康經常會發生變化，可能會帶來困擾，並對人際關係造成重大影響。瞭解更年期性功能障礙的原因，可以揭開這些改變的神秘面紗，並探索治療的選擇，讓這些狀況有希望獲得緩解（以及重拾性快感）。

更年期的性功能障礙可能以下列幾種方式呈現，例如：

• 機能減退性慾障礙（HSDD）：HSDD 是指持續或反復缺乏性幻想和性行為的慾望。中年女性的 HSDD 患病率較高，範圍從 14.5% 到 33%，可能是由於賀爾蒙變化、心理因素或親密關係問題所造成。根據估算，在我的更年期診所中，有將近五成的病患都罹患 HSDD。

• 性興奮障礙：在更年期時，性興奮方面有困難十分常見，這不僅是心理問題那麼簡單。性興奮減少是由於生殖器的血流減少、陰道乾燥和敏感度降低所致。這些生理變化會造成性交不適與性慾減退。

• 性高潮障礙：賀爾蒙變化、骨盆區域的血流減少或心理因素，都可能造成更年期時難以達到高潮，或是高潮的強度減弱。

• 性交疼痛：更年期生殖泌尿症候群（GSM）可能會導致性交

疼痛。陰道組織變薄和乾燥可能會引起不適、灼熱或性交疼痛，從而降低性慾。（請見第 238 頁的 GSM 條目。）

• 親密關係問題：性慾和性功能的變化可能會使親密關係變得緊張。即使感覺到與伴侶之間有所連結並互相支持，若對身體親密接觸缺乏欲望或興趣，仍會造成疏離和距離感。

◎ 治療性功能障礙的策略

身為替女性服務的醫師，我認為在更年期時主動討論性健康，並為患者提供安全空間來表達擔憂十分重要。有太多女性在性健康方面經歷變化，但其實不必如此。醫師可以與你合作，以影響性功能障礙的具體因素作為考量，制定客製化的治療計劃。在更年期時，你有機會重拾對性的滿意度，並改善整體生活品質，但這一切的起點在於你願意與醫師或醫療提供者坦誠討論症狀。

在我的診所中，我會讓所有患者填寫這份檢查表。你也可以填寫這份檢查表，整理討論要點，與醫師交流。

性症狀檢查表

請回答以下關於過去 3 個月整體性功能的問題。

1. 對自己的性功能是否滿意？是／否。如果回答否，請繼續。
2. 對性功能不滿意已經持續多久了？
3. 性功能方面有何問題（請勾選一或多個）：

A. 對性的興趣減少或沒有興趣

B. 生殖器感受度（感覺）減少

C. 陰道潤滑減少（變得乾燥）

D. 難以達到性高潮

E. 性交疼痛

F. 其他＿＿＿＿＿＿＿＿＿＿

4. 哪一項問題（在第 3 題中）為你帶來最多困擾？（請圈選 a,b,c,d,e 或 f）

5. 是否想和醫療提供者討論此問題？是／否

　　保持健康的生活方式，包括抗發炎飲食、定期運動並實施減壓方法，可提高整體健康和性功能。然而，在許多情況下，治療更年期的性功能障礙需要的不僅是調整生活方式。採用綜合方法（綜合考量身體、心理和人際關係的各個方面）往往是最有效果的。

◎ 非藥物治療選項

• 教育：瞭解更年期變化、性健康和期望，能幫助你加強對自己身體的理解，並減少擔憂。在這方面，Dr.Kelly Casperson 的書籍（及同名 Podcast）《You Are Not Broken》是很好的參考資源。我還推薦 Emily Nagowski 的《Come As You Are》。

- 心理治療：個人或夫妻治療，如認知行為治療或性治療，都對解決心理問題、改善溝通並增強親密感有所幫助。
- 骨盆底肌治療：對於有骨盆底問題的女性而言，這些症狀會影響性功能，而物理治療可能會有所幫助。
- 替代療法：有些女性可藉由如針灸或正念練習等替代療法，來緩解性功能障礙的症狀。
- 溝通：與伴侶開誠布公的溝通，對於解決與性功能障礙相關的關係問題至關重要。夫妻諮詢對於促進討論和解決方案有所幫助。

◎ 藥物使用選項

- 賀爾蒙療法：賀爾蒙療法包括雌激素和睪固酮替代療法，可以解決由更年期引起，影響性功能的泌尿生殖系統症狀。特別是睪固酮療法，研究已顯示在改善更年期女性性慾方面有很大潛力。更多資訊請參見第 115 頁。
- FDA 核准藥物：有兩種藥物通過 FDA 核准，可用於治療更年期前女性的性慾障礙。這兩種藥物經常以非處方的方式，開立給停經後女性使用，但藥物測試的受試者是更年期前女性。這些藥物分別是 flibanserin（藉由影響血清素受體來增強性慾）和 bremelanotide（用作於黑色素皮質受體來增加性慾）。
- 陰道潤滑劑和保濕劑：市面上有些非處方或處方的陰道保濕劑和潤滑劑，可以緩解陰道乾燥和性交時的不適。

皮膚變化

> 我38歲時，沒有意識到自己的身體正處於圍停經期。那時感覺就像外星人入侵了我的身體，變成一個冒牌貨。這個陌生的身體伴隨著種種症狀而來，如焦慮、記憶力衰退、皮膚乾燥、皮膚搔癢、熱潮紅、易怒、月經不規律等，而這僅僅只是開始而已！我真的覺得很迷惘又孤單，老實說，我覺得自己完全瘋掉了！我的母親在62歲時去世，而我是所有朋友裡第一個遇到更年期變化的人。我覺得孤立無援，沒人可以傾訴，只能咬緊牙關撐過這個階段，也只想找回過去那個快樂又正常的自己。我的摯友建議我追蹤哈弗醫師的社群媒體。哈弗醫師給我工具，讓我可以幫助自己。我會永遠感激她！
>
> ——珍妮佛 H.

無可避免地，你的皮膚在更年期會發生變化。主要是因為更年期會加速膠原蛋白、彈性蛋白和皮膚水分的流失，這三者的結合會導致一系列的皮膚變化，也會造成皮膚的敏感度增加。此外，圍停經期開始時，體內的雌激素下降，造成皮膚血流減少，讓傷口的修復能力變差，也可能造成臉部脂肪減少，從而改變臉型。其他在更年期可能會出現的皮膚變化包括：

- 皮膚乾燥
- 皺紋、膠原蛋白流失

- 傷口癒合能力下降、皮膚屏障功能受損
- 皮膚變薄
- 皮膚搔癢
- 耳朵搔癢（耳朵的皮膚更容易受到這些變化的影響，且較難治療）
- 濕疹
- 皮膚炎
- 老化的感覺增加

更年期造成的膠原蛋白、彈性蛋白和水分變化，會以不同形式影響外貌。膠原蛋白是一種存在於皮膚中的蛋白質，負責維持皮膚強度與彈性。在進入更年期後的 5 年內，皮膚膠原蛋白會流失近三分之一，而在接下來的 15 年內，每年還會再流失約 2%。這種膠原蛋白的流失狀況與年齡無關，而是與更年期本身有所關聯。彈性蛋白則負責皮膚的彈性。在更年期流失彈性蛋白後，皮膚會出現更多皺紋，且明顯變得鬆弛。

水分流失對皮膚屏障功能的影響極大，並可防止皮膚變得乾燥。在進入更年期之前，皮膚細胞能夠保留水分，藉此增強對外部刺激的抵抗力並維持水分平衡。然而，在更年期時，我們開始面臨所謂的「經皮水分流失」，這會削弱皮膚屏障的完整，進而造成皮膚乾燥。這些變化使皮膚更加敏感，容易出現搔癢、極度乾燥、濕疹和皮膚炎。

不幸的是，單純增加飲水量沒辦法抵消這種生理性的水分流失。

◎ 治療皮膚變化的策略

作為人體面積最大的器官，皮膚對於健康生活方式的反應與身體其他部位相同。維持皮膚健康的基本做法包含：攝取富含抗氧化劑的抗發炎飲食以防止細胞損傷，規律運動以促進血液循環，以及避免過量飲酒與吸菸。

此外，保護皮膚免受日光的紫外線（UV）傷害很重要，因為紫外線會加速皮膚老化，增加皮膚癌的風險。有效防曬措施包含：

- 使用含有氧化鋅或二氧化鈦，目前效果最佳的防曬乳，並按照產品說明建議定期補塗防曬乳
- 穿著防紫外線的衣物
- 避免在紫外線最強的時段曬太陽

除了這些基本的皮膚保護措施外，還有其他策略可能對改善更年期的皮膚狀況有所幫助。

◎ 藥物使用選項

已證明全身性的雌激素療法可減少經皮水分流失，可能對於減少皮膚炎等相關問題有所幫助。此外，雌激素療法還能讓皮膚膠原蛋白含量恢復至更年期前的數值，增加皮膚厚度，並防止膠原蛋白進一步流失。開始使用 MHT 後，通常在 3 個月內即可見效，而無論雌激素

是以何種方式攝入體內，膠原蛋白增加的趨勢都是一致的。

有些研究顯示，局部塗抹雌激素可增加特定部位（如臀部和腹部）的彈性蛋白含量。我正在使用一款雌三醇乳膏，大力推薦我的患者使用。然而，全身性雌激素療法並未顯示可增加彈性蛋白。

目前市場上也有含有植物雌激素和選擇性雌激素受體調節劑（SERM）的護膚產品，能夠直接改善皮膚的雌激素缺乏問題。雖然這些產品展現出一定的潛力，但截至本文出版，仍缺乏足夠的研究數據，無法確定是否比其他治療方法更有效。

◎ 產品與治療方式

隨著賀爾蒙在更年期與停經後的變化，有多種產品可幫助維持皮膚健康。以下是推薦的選項：

- 含有神經醯胺與玻尿酸的保濕產品，可幫助皮膚維持水分
- 研究證明 4'-acetoxy resveratrol（4AR）和異黃酮可改善更年期女性的皮膚健康與外觀，可透過非處方產品攝取
- 其他研究已證實，如 Verisol 等口服膠原蛋白胜肽可提升彈性蛋白，促進膠原蛋白合成，並大幅減少眼周的皺紋（這是我在「Pause Life」膠原蛋白補充劑的配方中使用的膠原蛋白；我已經用了很多年了！）
- 局部塗抹果'酸與水楊酸可改善膚質
- 皮膚科醫師或醫美中心提供的療程，如換膚、飛梭雷射、血管

雷射以及強力脈衝光，可改善特定皮膚問題

• 注射玻尿酸皮下植入物與肉毒桿菌，可暫時減少皺紋並改善臉部凹凸不平的狀況

• 無線電射頻與聚焦超音波的療程，可促進深層皮膚膠原蛋白的生成與組織重塑

• 如聚左旋乳酸等膠原蛋白增生劑可恢復皮膚結構，而改良玻尿酸可增加特定部位的支撐與拉提效果

睡眠呼吸中止症

我缺乏活力，肚子上有一圈贅肉，背部和腋下的脂肪也增加了；腦霧的症狀嚴重，甚至還有睡眠呼吸中止症。我習慣用嘴巴呼吸，常常感到憂鬱。這些症狀從40出頭開始逐漸出現，現在我快53歲了，居然還在圍停經期的階段。我覺得非常挫折，只想讓自己好起來！

──塔米・F

阻塞性睡眠呼吸中止症（OSA）是一種可能嚴重影響健康的呼吸障礙，會在睡眠期間阻塞上呼吸道，導致呼吸困難或完全停止。這種病症與心血管疾病、中風、新陳代謝失調有關，還會影響學習、記憶和語言等神經認知功能。

長期以來，一般認為OSA主要發生在男性身上，但近年的研究

顯示，停經與阻塞性睡眠呼吸中止症之間存在關聯。研究結果顯示，隨著更年期的來臨，雌激素下降可能會影響上呼吸道的肌肉，增加睡眠時呼吸道塌陷的風險。由於此領域的研究仍在發展，我們對於更年期與OSA關係的認識可能會隨時間而改變。然而，必須加深對此問題的認識，因為更年期女性與睡眠呼吸中止症確實息息相關。

目前OSA在診斷與治療上仍存在性別差異，可能是因為女性的症狀表現不同於男性。與男性因打鼾聲大或睡眠中喘氣驚醒不同，女性更可能出現日間嗜睡的狀況，而醫師往往會歸咎於其他因素，如憂鬱症或更年期本身而非OSA。此外，即使床伴告知會打鼾，部分女性也可能因尷尬而不願向醫師告知。

事實上，忽視睡眠呼吸中止症的症狀非常危險，因為這些症狀與許多重大的健康風險息息相關。如果長期感到日間疲勞、情緒變化、注意力無法集中、夜間頻繁醒來，或有人告訴你在睡眠時有打鼾或呼吸暫停的狀況，請考慮進行睡眠呼吸中止症的檢查。

◎ 治療睡眠呼吸中止症的策略

風險因子包含體重過重或肥胖、吸菸、飲酒、高血壓、第二型糖尿病和高血脂症。更年期時的肌肉流失和腹部肥胖，也會加劇罹患OSA的風險。因此，調整對整體健康有益的生活方式，如抗發炎飲食與規律運動等，也可能可以降低罹患睡眠呼吸中止症的風險。

希望未來對於更年期與睡眠呼吸中止症的研究，能夠帶來更多有

效的治療方式。

◎ 藥物使用選項

持續性陽壓呼吸器（CPAP）：這是睡眠時佩戴的裝置，可持續輸送空氣至呼吸道以防止阻塞。雖然長期使用可能不太方便，但這是目前治療OSA十分有效的方法。

口內裝置：這些裝置可將下頜與舌頭向前推，減少OSA發作，通常由牙科醫療人員提供。

2000年代中期的研究發現，MHT可能有助於減輕更年期女性的睡眠呼吸障礙，但此領域仍需要研究來確認效果。

睡眠障礙

我今年48歲，一年半前開始出現嚴重的盜汗和失眠症狀。心悸、皮膚乾燥、性交疼痛、性慾完全喪失，甚至頭髮也不再生長等狀況也隨之發生。醫師檢查了我的卵泡刺激素（FSH）指數，結果完全正常，於是告訴我：「沒有，這不是更年期。試試這款Celexa（抗憂鬱藥物）。」但服用後，狀況卻變得更糟。我也試用了6個月的瑪卡和其他補充劑，但症狀沒有改善。我的關節開始疼痛，沒有精神，極度疲勞，腹部脂肪增加，每天至少有50次熱潮紅發作。我終於受夠了，告訴醫師我想試試賀爾蒙療法。服用雌二醇和黃體酮兩週後，熱潮紅

症狀不再出現，睡眠品質大幅改善，心悸也消失了。我簡直不敢相信自己為何不早點採用賀爾蒙療法，現在我終於對未來充滿期待！

——雪莉・D

由於多種因素影響，更年期過渡期的睡眠問題變得更普遍又明顯。這些因素包含自然老化，心理問題（焦慮和憂鬱的發生率增加），其他健康問題（如阻塞性睡眠呼吸中止症），以及更年期症狀（如夜間盜汗）。這些因素可能會單獨或一起導致失眠，而研究已證實失眠會嚴重影響生活品質，也是更年期女性常見的睡眠障礙之一。根據美國精神醫學會的定義，失眠指的是每週至少三次、持續 3 個月以上的睡眠困擾，且影響日間活動能力。失眠的症狀包括入睡困難、睡眠品質不佳、容易驚醒且無法再次入睡等。

研究發現，失眠的表現可能隨更年期階段不同而有所變化：圍停經期女性的睡眠時間更可能少於 7 小時，且睡眠品質較差。停經後女性更容易出現入睡困難或頻繁醒來的問題。

失眠的主要類別包括：

1. 更年期相關失眠：通常與熱潮紅或夜間盜汗等血管舒縮症狀有關，容易遭低估或誤診。

2. 原發性失眠：與焦慮、睡眠習慣不良等因素有關。

3. 繼發性失眠：與其他睡眠障礙、心理或生理疾病，以及老化有

關。

4. 行為、環境或心理社會因素誘發的失眠：如生活方式、壓力或外在環境影響。

◎ 改善睡眠品質的策略

改善睡眠品質與時長通常需要多管齊下。建議從改善睡眠衛生開始，例如：固定睡眠時間，培養規律作息；打造舒適的睡眠環境（適宜的溫度、遮住會造成干擾的光線、適合的枕頭），以及睡前 2 小時以上減少接觸藍光（如手機、平板、電視等會發出藍光的裝置）。我知道最後一項聽起來很難，但可以做個實驗，試試看以棋盤遊戲、實體書或睡前聊天來代替看電視或滑手機，觀察是否有任何改善。

◎ 治療選項

還有不同類型的療法可以改善睡眠品質。若想瞭解各種治療方案，最好尋求睡眠醫學專家或睡眠治療師的協助。選項包含：

- 失眠的認知行為治療（CBT-I）：這種對話式的治療可辨識出影響睡眠的負面想法和行為模式，並加以調整。
- 刺激控制療法：將床鋪限制為僅有睡眠與性行為的用途，藉此強化床與睡眠的連結。
- 放鬆療法：漸進式肌肉放鬆法與深呼吸等方式可減輕焦慮，加深睡眠時的放鬆狀態。

- 睡眠限制療法：減少躺在床上的時間，提高睡眠效率並固定睡眠規律。
- 補充劑：有些女性表示，補充鎂（特別是 L- 蘇糖酸鎂）對於改善睡眠十分有幫助。此類型的鎂與睡眠品質改善及夜間「思緒飛揚」的情況減少有所關聯。然而，請注意，補充劑並未受到嚴格監管，產品的品質和純度也可能有所不同。

◎ 藥物使用選項

某些藥物治療對於睡眠障礙可能有效，但請務必與醫師討論可能的副作用與禁忌症，並在醫療專業人員的指導下使用。

許多用於改善更年期睡眠的藥物主要是針對熱潮紅的症狀，因為這是嚴重干擾睡眠的因素之一。這些藥物包括：

- MHT：雖然沒有用於治療主要睡眠障礙，但 MHT 對於減少夜間血管舒縮症狀非常有效
- 選擇性血清素回收抑制劑（SSRIs）：如 escitalopram 和 paroxetine。
- 如 venlafaxine 類的。血清素去甲腎上腺素再攝取抑制劑（SNRIs）。
- GABA 促效劑：如 gabapentin。

其他藥物治療可能是不同類型的睡眠障礙：

- 褪黑激素受體促效劑：Ramelteon 是一種褪黑激素受體促效劑，有助於解決入睡困難的問題。
- 食慾素受體拮抗劑：Suvorexant 是一種新型藥物，可減少覺醒與興奮狀態，有助於改善因入睡困難導致的失眠。

顳顎關節障礙

圍停經期時，我開始深受顳顎關節（TMJ）問題所苦，還注意到開始出現耳鳴，且兩種症狀從未停止過。晚上時我會戴小型的牙套，以免因為牙齒緊咬而加重 TMJ 的症狀，但這似乎沒有太大幫助，我如今已使用牙套約 8 年了。而我的耳鳴症狀是全天且不間斷的發作，一年 365 天，從未消失，有時候甚至還會特別大聲。

——茉琳・D

下顎兩側各有一個顳顎關節（TMJ），共同連接著下顎骨與顱骨，並負責咀嚼、說話等動作。若罹患顳顎關節障礙（TMD），與這些動作相關的關節、肌肉、骨骼和神經都可能會受到刺激，造成嚴重的疼痛、頭痛、牙痛，甚至說話困難。TMD 也可能會因為下顎脫臼或骨質疏鬆所引起。女性罹患慢性 TMD（即下顎疼痛持續至少 6 個月）的機率比男性高出三倍。

由於女性比男性更容易罹患 TMD，因此研究人員開始研究 TMD

與賀爾蒙之間的關聯。研究顯示，TMD 的發生率在 45 至 64 歲之間會達到高峰，這與更年期相關的賀爾蒙下降狀況相符。眾所周知，雌激素減少會導致如細胞激素等發炎蛋白增加，而這些蛋白會造成顳顎關節疾病的發生與發展。其他研究更比較了更年期／更年期前女性的 TMD 發生率與嚴重程度，研究結果顯示，更年期女性的 TMD 發生率明顯較高。

◎ 治療 TMD 的策略

若有 TMD 的症狀，如頻繁頭痛、牙齒痛、說話困難，或下顎疼痛伴隨咔嗒聲或劈啪聲，請諮詢牙醫師以獲得治療建議。可能的治療方式包括：如布洛芬（ibuprofen）等的消炎藥、注射肉毒桿菌、肌肉鬆弛劑、外用藥膏，以及針灸等方法。

◎ 藥物使用選項

目前已證實 MHT 對 TMD 的進展有一定程度的抑制作用，這代表此療法可能有助於減緩疾病進程。由於賀爾蒙補充療法可以恢復骨質密度，所以 MHT 對於因下顎骨質疏鬆所引起的 MHT 可能特別有幫助。

研究人員也在探索不同的雌激素訊號傳遞途徑，這些途徑可能與 TMD 疼痛的控制有關。選擇性雌激素受體調節劑（SERM）是一種能與雌激素受體結合並調節活性的藥物，可能成為治療 TMD 的一種

潛在藥物選擇。

耳鳴

我今年55歲，是一對19歲雙胞胎的母親，體重標準且身體健康。我是註冊營養師，有健康飲食與規律運動習慣，大約在51歲時正式進入更年期。當時最困擾的症狀是熱潮紅！症狀非常嚴重！我的婦科醫師問我，每天熱潮紅發作的次數是否超過5次，我當時只能苦笑，因為發作的次數我根本數不清！我忍受了好幾年的熱潮紅和其他症狀，當時以為只要保持健康生活方式就能控制，但我大錯特錯，還浪費了寶貴時間！到最後，我去看了更年期專科的婦科醫師，開始使用雌二醇貼片和黃體素，治療效果非常好！

我後來才發現，我當時的更年期症狀還包括眩暈和耳鳴！可是那時沒有聯想到這些症狀，醫師也沒有。我當時甚至去耳鼻喉科掛號，但醫師也從沒想過更年期可能是這些症狀的成因。他認為耳鳴會發作，是因為我去演唱會時坐在前排所造成的，而眩暈症狀則沒有找到原因。不過，在同一年的稍晚，我開始採用HRT之後，這些症狀就大幅減緩了！現在我很慶幸自己已經度過了那段時期！

——黛比・H

耳鳴是一種聽覺異常的症狀，會在耳內造成叮噹聲、嗡嗡聲或滋

滋聲。這種幻覺般的噪音所帶來的影響可大可小，從輕微的困擾到嚴重影響生活品質都有可能。耳鳴可能由多種因素引發，包括聽力損失、長時間暴露於噪音之中、使用特定藥物，以及心理壓力等。然而，近期研究顯示，耳鳴與更年期之間可能存在關聯，並發現有 22% 的停經後女性曾出現耳鳴症狀。

有多項研究顯示，生殖賀爾蒙可能會造成耳鳴發作。這並不令人意外，因為雌激素降低與停經後的聽力損失息息相關，因此我們已知雌激素會影響聽覺功能。雌激素可以加強內耳的血流量，並減少耳蝸發炎與聽覺神經受損的狀況。因此，更年期雌激素下降時，耳鳴與聽力損失的情況就會變得更加常見。然而，目前仍需更多研究來確定雌激素在這些聽覺變化中的確切作用。

◎ 應對耳鳴的策略

耳鳴是一種非常煩人又會造成干擾的症狀。希望隨著時間經過，我們可以更瞭解耳鳴與更年期之間的確切關聯，如此才能設計出更聚焦且有效的治療方案。如果你在更年期時深受耳鳴所擾，請務必尋求醫師或聽力專家的幫助，探索可能的治療方法或緩解症狀的策略。

◎ 藥物使用選項

有項研究發現，若接受更年期賀爾蒙療法（MHT），耳鳴發作的風險低了 50.5%。此結果顯示，MHT 可能可以預防並控制耳鳴的

症狀，但仍需更多證據來確認效果。

眩暈

我今年52歲，生活還算順利，一切都還過得去。但自從2018年開始，我的月經就變得很不規律，並開始大量掉髮、對所有事情都非常焦慮、睡眠品質極差，也常感到極度疲勞。除此之外，我在這段期間也變得非常沒耐心。時間快轉到2022年，除了掉髮、焦慮、體重增加（雖然飲食已經改善了），以及睡眠不足之外，竟然還多出了心悸這個「額外驚喜」。當時我對更年期前後的變化一無所知，所以我去掛了急診，戴了72小時的心律監測器，醫師最後卻告訴我，我完全沒問題，也沒針對我的症狀給出任何解釋。來到了2022年8月，我的月經連續來了12天，也開始出現忽冷忽熱的症狀，來得又快又急。到了2023年9月，我的眩暈突然發作，至今仍每天都受頭暈所苦。我閱讀並實施了加爾維斯敦飲食法，熱潮紅症狀明顯減少，睡眠品質也改善了許多，不過頭暈症狀依然持續存在。

——愛萊娜 H.

眩暈包括良性陣發性姿勢性眩暈（BPPV），常見的症狀為突發的頭暈或旋轉感，往往是由特定的頭部動作所引發。眩暈發作時可能會讓人迷失方向，甚至影響平衡感與感知空間的能力。研究顯示，

BPPV 在女性中的發生率明顯高於男性，而臨床經驗也顯示更年期可能是誘發因素之一。這是因為賀爾蒙波動會影響內耳，而內耳正是維持身體平衡與空間定向的關鍵部位。更年期可能會導致以下狀況而造成眩暈：

• 耳石脫落：內耳中有微小的鈣晶體，即耳石，對於維持平衡至關重要。更年期的賀爾蒙波動可能會影響內耳的穩定，導致鈣晶體脫落，從而引發 BPPV。

• 耳石的新陳代謝：更年期時雌激素下降，可能會影響耳石的新陳代謝，讓這些對平衡感與方向感至關重要的鈣晶體數量減少。

• 內耳液體的黏稠度與體積變化：與更年期相關的賀爾蒙變化可能會改變內耳液體的黏稠度與體積。這些改變會破壞微妙的平衡機制，進一步加劇眩暈症狀。

不過，並非所有女性在更年期都會出現 BPPV 的症狀，這代表除了賀爾蒙變化外，還有其他因素會造成 BPPV 的發生，如年齡、遺傳以及生活方式等。近期的研究也發現 BPPV 可能與骨質密度有關。無論男女，BPPV 患者的骨質密度通常比健康對照組的患者更低。目前尚不清楚兩者之間的確切關聯為何，但此發現讓人們開始注意 BPPV 對骨骼健康的潛在影響。因此，眩暈患者應定期監測骨質密度。

◎ 治療眩暈的策略

研究顯示，維生素 D 的下降可能會提高 BPPV 的發生率。補充維生素 D，無論是單獨服用還是與鈣一起服用，都經證實可以減少 BPPV 的復發機率。

更年期賀爾蒙療法（MHT）在減少更年期女性眩暈發生率方面的表現優於安慰劑。這可能是因為補充雌激素有助於恢復耳石的正常代謝，使內耳內的耳石數量維持在穩定狀態，從而改善平衡與穩定性。結合賀爾蒙替代療法與維生素 D 的管理，可能是防止圍停經期女性的眩暈症狀反覆發作的一種更有效的策略。

耳石復位術是最常見的治療方法，用於治療 BPPV 患者。這項技術包含特定的頭部運動，藉此緩和頭暈感。技術的原理，是將因脫落而游離的微小鈣晶體重新歸位，讓這些鈣晶體回到內耳的正確位置，進而恢復平衡感，也減少眩暈。然而，這種方法對其他類型的頭暈並無效果，因此若正在考慮使用此技術，應先諮詢醫師，確認自己是否適合接受此項治療。

我衷心希望「更年期工具箱」能有所幫助，也希望你能與他人分享這項資源。在未來，隨著對更年期的認識與理解不斷加深，我們預計會加入更多相關症狀與解決方案。你也可以藉由討論自身經驗一同共襄盛舉；我們一起努力，讓更年期變成一個正常的存在，也消彌污名與誤解。

實用的更年期資源

正如我多次提到的，我的網站上有更新與維護一份「推薦醫師名單」。如果你有可靠且出色的優質更年期醫療服務提供者名單，請考慮造訪 thepauselife.com，可以在這裡向我們公正的轉介計劃推薦醫師名單。如此一來，若有其他人位於你所在的地區，可能正在尋找醫療服務提供者，就可以發現你的推薦名單。

The Galveston Diet：galvestondiet.com

The 'Pause Life：thepauselife.com

Evernow：start.evernow.com

Alloy Health：myalloy.com

更年期學會：www.menopause.org

Midi Health：joinmidi.com

附錄 A：
使用更年期賀爾蒙療法的更新聲明與統計

若在下次就診時，攜帶以下關於更年期賀爾蒙療法的最新正式聲明會十分有幫助。與醫師討論時，本著一同合作的精神，可以對醫師說：「這是更年期女性賀爾蒙療法的相關資訊，來源可靠，希望我們能夠一起討論，找出最適合我所有症狀的治療方案。」

美國心臟協會在 2020 年發表了《更年期過渡與心血管疾病風險：對早期預防時機的啟示：來自美國心臟協會的科學聲明》（Menopause Transition and Cardiovascular Disease Risk: Implications for Timing of Early Prevention: A Scientific Statement from the American Heart Association）（Circulation. 2020;142[25]:e506-e532. doi: 10.1161/CIR.0000000000000912）。該聲明承認了更年期過渡期會造成心血管風險加速上升，並強調降低此風險的早期介入策略的重要性。研究結果指出，若患者接受賀爾蒙療法並配合全面營養與生活方式的調整，罹患心血管疾病的風險較低，出現不良疾病結果的可能性也較小。

美國食品藥物管理局已核准 MHT 用於治療以下四種與更年期相關的狀況：

1. 血管運動症狀：包括熱潮紅、夜間盜汗、心悸以及睡眠障礙。
2. 骨質流失：包括骨骼脆化及骨質疏鬆症。
3. 早發性雌激素缺乏（雌激素不足）：可能因更年期或因卵巢切除（有或無子宮切除）、放射治療或化學治療等手術導致的早期更年期。
4. 泌尿生殖系統症狀：包括頻尿、排尿時灼痛、反覆發生的尿道感染、陰道乾燥以及性交疼痛。

另外研究也顯示，賀爾蒙療法還能改善或緩解以下狀況相關的症狀：

• 肌少症（肌肉量減少）：這與老化、雌激素分泌的減少及更年期過渡期有關。

• 認知功能：在全子宮切除並同時進行雙側卵巢切除後立即開始的雌激素療法，可能對認知功能有一定的益處。

• 皮膚與毛髮狀況：包括頭髮變細與皮膚變薄、瘀傷增加、皮膚彈性流失。

• 關節疼痛：參與多項研究的女性回報，相較於安慰劑組，接受賀爾蒙療法的女性，出現關節疼痛或僵硬的情況較輕。

• 糖尿病：雖然 FDA 未核准使用 MHT 治療第二型糖尿病，但

對於原本就患有第二型糖尿病的健康女性而言，將MHT用於管理更年期症狀時，可能有助於改善血糖控制。

　　憂鬱症：雖然FDA未核准將雌激素療法用於治療憂鬱症，但在中年及年長女性中，當雌激素療法用於治療更年期症狀時，對於對抗憂鬱藥的臨床反應可能會帶來輔助效果。

附錄 B：
更年期症狀評分表
（格林量表）

　　除了上述更新版的 MHT 資訊以外，也可以填寫這份格林量表問卷，如此即可為更年期醫療保健提供者的會診做好準備。

　　請針對每個症狀的嚴重程度進行評分：1 分表示輕微，2 分表示中等，3 分表示嚴重，0 分表示無此症狀。

　　若總分達 15 分（含）以上，通常代表缺乏雌激素可能是該症狀的成因，而我在臨床上通常就會立即開始討論治療方案。若女性出現症狀，常見的分數範圍為 20 至 50 分；充分接受量身打造的治療後，分數通常能在 3 到 6 個月內降至 10 分或以下。

症狀	評分
熱潮紅	————
頭暈	————
頭痛	————
易怒	————
憂鬱	————
覺得不被愛	————
焦慮	————
情緒變化	————
嗜睡	————
不正常的疲憊感	————
背痛	————
關節痛	————
肌肉痛	————
臉部毛髮增長	————
皮膚乾燥	————
皮膚蟻走感	————
性慾低落	————
陰道乾燥	————
性交不適	————
頻尿	————
總計	————

表格來源：Greene JG. Constructing a standard climacteric standard. Maturitas 1998;29:25-31.

附錄 C：
熱潮紅日誌、症狀記錄

　　我強烈建議開始做症狀記錄，記下任何在注意到的明顯健康變化。請運用下方空白，記錄任何新出現的疼痛與不適感、加深的疲憊感、腸胃問題、頭髮或皮膚的變化、體重增加或減少、心理健康或記憶方面的挑戰等等。請盡量詳細記錄，因為醫師會希望知道這些症狀的時間長短，以及程度是否變得嚴重或有所緩和。若不喜歡用紙筆記錄，也可以將這些筆記存在手機的備忘錄中！

致謝

我懷著無限感激之情回顧《更年期完全聖經》這段美好的寫作時光時，深感榮幸可以獲得重要之人的支持與啟發。

我將最深刻的感謝獻給我的家人。在整個寫作過程中，你們始終是我穩定的依靠。謝謝我的先生克里斯托・哈弗；我的兩個孩子——如月光與星辰般閃耀的凱瑟琳・哈弗以及如小太陽般溫暖的瑪德琳・哈弗；還有我的姊姊蕾雅・琳・派斯托。你們源源不絕的鼓勵、珍貴的建議與對我能力的堅定信念，一直是帶著我繼續努力寫作的強大動力。

紀念我已在天堂安息的兄弟——杰普、包柏與裘德・派斯托，他們猝然離世帶來的痛楚始終提醒著我當初踏上寫作之旅的初衷，並鼓勵我繼續前行。

致父親的在天之靈派翠克 J・派斯托，他的精彩人生充滿著愛；致我的母親瑪麗・瑪格麗特・蘭迪・派斯托，她在面對極度艱難的狀況時依然堅韌不拔，這種精神永遠鼓勵著我繼續努力。

特別感謝葛里卿・里斯，謝謝你在合作撰寫本書的過程中，展現出卓越的合作精神。你的靈感與情誼，將我的文字從原本枯燥乏味的科學研究轉變為充滿幽默、智慧與溫情的流暢敘語。

致我的經紀人希瑟・傑克森，感謝你在我創作兩本書的期間，始終與我並肩努力，成為我重要的傾訴和討論對象；更重要的是，作為我的摯友支持著我。

我也要感謝編輯瑪妮・考科藍以及 Harmony Rodale 的優秀團隊，特別要感謝衷心感謝我的內部團隊 'Pause Life，謝謝非常出色的珍・彼得森（如果沒有她的協助，我會被無盡的忙碌淹沒）、負責為我管理行程與工作機會的杰米・海德利、公司靈魂人物瑪格麗特・華爾斯，以及公司發展能力無可匹敵的道恩・卓格斯；還有加比・安德森、柴克・托斯、杰克・賽伯、克里斯丁・路易、維多利亞・湯瑪斯和莎莉・喬瑟夫，感謝你們讓整個團隊的運作十分順暢，處理無數社群媒體訊息與電子郵件、數十萬學員的需求以及每月數千份產品訂單，同時讓我可以保持冷靜狀態，能夠抽出時間做研究與寫書。

我由衷感謝多娜・蓋特利，我的左右手。謝謝你在我需要的時候直言不諱、督促我專注於真正重要的事情。沒有你，我無法完成這一切。

謝謝 Mary Claire Wellness Clinic 團隊：喬安・摩斯、史黛西・羅德、克拉・瑪迪甘、甘迺迪・哈立頓以及瑪麗・托納，感謝你們對患者的無私奉獻與持續合作。

我也感謝社群媒體「Menoverse」中的同行，他們是一群出色、才華橫溢、充滿熱忱且志同道合的專業人士：雪倫・瑪隆醫師、凱莉・凱斯珀森醫師、柯琳・曼恩醫師、艾弗曼・布魯明醫師及 Estrogen

Matters 團隊、蘇珊・吉爾博蘭斯醫師、艾莉西雅・傑克森醫師、湯姆森・菲德爾、艾莉莎・維克曼、希瑟・希爾許醫師、麗莎・莫斯科尼醫師、旺達・萊特醫師、嘉布利爾・里昂醫師、艾莉西雅・傑克森醫師、安・弗藍懷德與莫妮卡・莫雷納。你們的支持與熱情分享，以及共同慶祝彼此成功，對我來說都是無價之寶。

謝謝我的 Galveston Island 夥伴們——海蒂・賽吉爾、卡拉・柯薩、帕莫娜・加比爾、艾蜜莉・魯特、艾莉卡・凱莉醫師、麗莎・法摩爾醫師、史蒂芬妮・維斯特、勒・博爾金、泰西・梅爾弗德、艾美・蓋多與佩姬・庫克——感謝你們的友誼始終如一，你們的孩子讓我的世界更為美好，我們一起體驗無數歡笑時光，也在我悲傷時給予溫暖擁抱。

特別感謝我的堂妹們（實際上我們就像親姊妹）：瑪拉・法勒、莉斯特・湯普森與蓋蘿・克利克，感謝你們源源不絕的愛與支持。

我也要向雪倫・麥克羅斯奇醫師、凱特・懷特醫師、柏林達・斯維特醫師、魯斯爾・辛德醫師、戴柏・米拉德、簡・艾希頓醫師、娜歐蜜・華特、阿妮・西吉尼安、愛美・格里芬、布妮・布朗以及安東尼（托尼）・尤恩醫師、史蒂芬妮・哈弗・凱斯特斯與蘿絲瑪麗・哈弗表達我最深的感激，感謝他們對這段寫作旅程的貢獻與影響。

最後，感謝所有在社群媒體上追蹤我並與我互動的朋友們：你們對更年期資訊與指南的追求，讓我成為更優秀的醫師與教育人員，我非常珍惜你們對我作為倡導者的信任。感謝你們激發了我對研究的熱

情，推動著我不斷追尋答案，也感謝你們成為《全新更年期》一書中不可或缺的一部分。這本書，是為了你們而寫。

參考書目 QR Code

HD 156

更年期完全聖經：更年不是老化而是身體系統升級，從前期到後期都能接住妳的身心照護指南
The New Menopause: Navigating Your Path Through Hormonal Change with Purpose, Power, and Facts

作　　者	瑪莉・克萊爾・哈弗 Mary Claire Haver MD
譯　　者	吳文瑾
責任編輯	吳珮旻
校　　對	鄭淇丰
封面設計	林政嘉
內頁排版	賴姵均
版　　權	劉昱昕
企　　劃	陳玟璇

發 行 人	朱凱蕾
出　　版	英屬維京群島商高寶國際有限公司台灣分公司 Global Group Holdings, Ltd.
地　　址	台北市內湖區洲子街88號3樓
網　　址	gobooks.com.tw
電　　話	(02) 27992788
電　　郵	readers@gobooks.com.tw（讀者服務部）
傳　　真	出版部 (02) 27990909　行銷部 (02) 27993088
郵政劃撥	19394552
戶　　名	英屬維京群島商高寶國際有限公司台灣分公司
發　　行	希代多媒體書版股份有限公司 /Printed in Taiwan
法律顧問	永然聯合法律事務所
初版日期	2025年07月

Copyright © 2024 Mary Claire Haver

This edition published by arrangement with Rodale Books, an imprint of Random House, a division of Penguin Random House LLC
through BARDON-CHINESE MEDIA AGENCY.
All rights reserved.

國家圖書館出版品預行編目（CIP）資料

更年期完全聖經：更年不是老化而是身體系統升級，從前期到後期都能接住妳的身心照護指南 / 瑪莉.克萊爾.哈弗(Mary Claire Haver) 著；吳文瑾譯. -- 初版. -- 臺北市：英屬維京群島商高寶國際有限公司臺灣分公司, 2025.07
　面；　公分. --

譯自：The new menopause : navigating your path through hormonal change with purpose, power, and facts

ISBN 978-626-402-296-5(平裝)

1.CST: 更年期　2.CST: 婦女健康

417.1　　　　　　　　　　114008018

凡本著作任何圖片、文字及其他內容，
未經本公司同意授權者，
均不得擅自重製、仿製或以其他方法加以侵害，
如一經查獲，必定追究到底，絕不寬貸。
版權所有　翻印必究